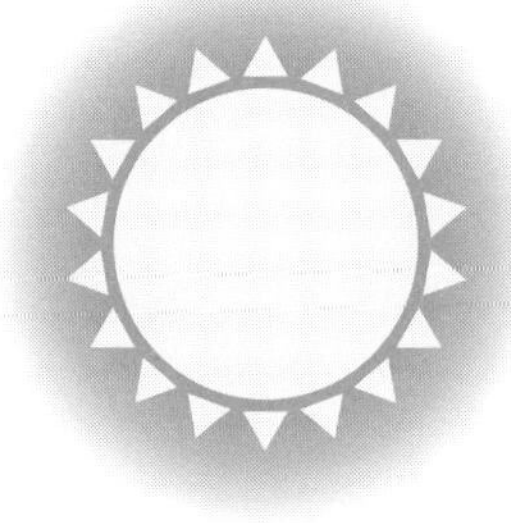

子どもの頭痛がない！

2万人以上を救った
頭痛セラピー
「日だまりショット」
の奇跡

頭痛治療家
頭痛セラピー協会 代表
日比大介

現代書林

はじめに

頭が痛くて学校に行けない子どもが増えています

私が頭痛専門で治療を始めて10年になります。

頭痛患者さんは、全国で3000万人もいると言われています。その中でも急増しているのが子どもの頭痛です。小学生から大学生までを子どもと設定すると、その多くは、頭痛がひどくて学校を休んだり、部活に出られなかったり、好きな趣味をやめないといけなかったりしています。

私が、この本を書こうと思った原点は、「子どもの笑顔」です。頭痛が良くなった少年が、「先生、またね～」と手を一生懸命に振る姿に心を打たれたからです。あんなに苦しんだ頭痛が治って、今、私に元気に手を振っている。それは、彼が未来に向かって明るい気持ちで生きていけることを証明しています。

私は、頭痛治療家として、これから日本を支えていく子どもたちの未来に「希望の光」

をプレゼントしたいと心から思いました。

前作『頭痛がない！』では、頭痛が起こる仕組みから、薬でも治らない頭痛を治す方法、自分でできる頭痛のセルフケアまでを紹介させていただきました。

症例もいくつか載せて、まさに頭痛患者さんとの協力で出版させてもらいました。ありがとうございました。

とても反響があり、「本を読みました。受けたいです」と偏頭痛や群発頭痛など、どこに行っても治らない患者さんたちが遠方から治療に来られました。そして、皆さん笑顔になっています。中には、頭痛が治って、頭痛セラピストになった方もいらっしゃいます。また、「我が子の頭痛をこの本を読んで治しました！」というお母さんからの声も多かったです。

この本にも掲載されている「日だまりショット簡易版」で我が子の後頭部をお母さんが治療して、見事頭痛がなくなった！という例がたくさんあります。

まさに子どもをお母さんが施術するのは、親子関係にとっても、とても自然な愛の交流だと思います。すごく嬉しかったです。

今回のこの本では、「子どもの頭痛」にフォーカスしています。子ども特有の症状を中心に、頭痛があって苦しむ子どもたち、そして、そんな苦しい毎日を何とか救ってあげたいお母さん、お父さんのために書きました。

病院に行っても、薬を飲んでも、注射を打っても、一向に症状が変わらずに八方塞がりになって頭痛に苦しむ子どもたちが、頭痛のない笑顔の毎日になりますように心から願っています。

特に最近では、起立性調節障害という「朝、頭痛で起きられない」「だるくてふわふわする」という症状が多くて、「ゲームばっかりやっているので、本当に病気かな？」と思っている親御さんも多いです。起立性調節障害やパニック障害などが生み出す頭痛の現状、その治し方も紹介します。

さらに、子どもの頭痛の実情とどうして子どもの頭痛が起こるのかという原因をはっきり説明していきます。そして、自宅でできる頭痛への対処法と解消法を具体的に紹介していきます。

そして、ＭＲＩで検査して「異常なし」と言われたけれど、「どうして頭痛なの？」「もしかして一生この頭痛を抱えて生きていくの?」「もう薬は飲ませたくない」と思っているお母さん、お父さんのために子どもの頭痛の症例を紹介していきます。

特に、全国に広がる頭痛セラピー「日だまりショット」を使って活躍する頭痛セラピストの皆さんの症例をシェアさせていただきます。あなたのお子さんの状況と似ている例がきっとあるでしょう。

子どもの頭痛というのは、ちょうど体も心も変化する「思春期」という時代に起こる現象だと言えます。

学校の先生、同級生、部活など、さまざまな環境の変化に対して、子どもたちは多感に反応して生きています。姿勢が原因だったり、コロナ禍による生活のリズムの変化で頭痛が発症する場合もよくありました。

現場の声を多く紹介することで、「私の子どもだけじゃないんだ」「大丈夫なんだ」と、お母さん、お父さんが勇気を持ってもらえればと思います。

何も語らない我が子が、何を考えているかわからない――。

誰も子どもの心は見えません。

でも、子どもたちは、何かを感じて、何かを考えて生きています。
ここで、私の大好きな詩を紹介します。

うつむく青年　　谷川俊太郎

うつむいて
うつむくことで
君は私に問いかける
私が何に命を賭けているかを
よれよれのレインコートと
ポケットからはみ出したカレーパンと
まっすぐな矢のような魂と
それしか持ってない者の烈しさで

それしか持とうとしない者の気軽さで

うつむいて
うつむくことで
君は自分を主張する
君が何に命を賭けているかを
そる必要もないまばらな不精ひげと
子どものように細く汚れた首すじと
鉛よりも重い現在と
そんな形に自分で自分を追いつめて
そんな夢に自分で自分を組織して

うつむけば
うつむくことで

君は私に否という
否という君の言葉は聞こえないが
否という君の存在は私に見える

うつむいて
うつむくことで
君は生へと一歩踏み出す
初夏の陽はけやきの老樹に射していて
初夏の陽は君の頬にも射していて
君はそれには否とはいわない

『うつむく青年 詩集』（谷川俊太郎／サンリオ）より

いかがだったでしょうか？

すべてのものに「イヤだ」と言った青年が、最後に初夏の日差しにだけは、「イヤ」と言いませんでした。そんなふうに「日だまりショット」は、子どものこわばった心をそっと包む優しい日差しでありたいなと思っています。

では第1章から、私が子どもの頭痛を治すきっかけになった2人の人物を紹介します。彼らの頭痛を治していく中で、たくさんのことを教わりました。

まさに彼らとの出会いによって、子ども頭痛の治療の基本ができ上がったと言っても過言ではない症例です。

目次

第1章

頭痛がない！

絶望から生き返った「劇的ストーリー」

第2章

頭痛になる！

見えない発症原因をつくる「自律神経」

第3章

頭痛を治す！

後頭部に軽く触れる「日だまりショット」

第4章

頭痛は良くなる！

お母さんの愛が伝わる「自宅セルフケア」

第5章

改善への希望の光が見えてくる「症例報告」

頭痛が治った！

第6章

頭痛と向き合う！ 真心の輪を広げる「頭痛セラピー協会」

第1章

頭痛がない！

絶望から生き返った「劇的ストーリー」

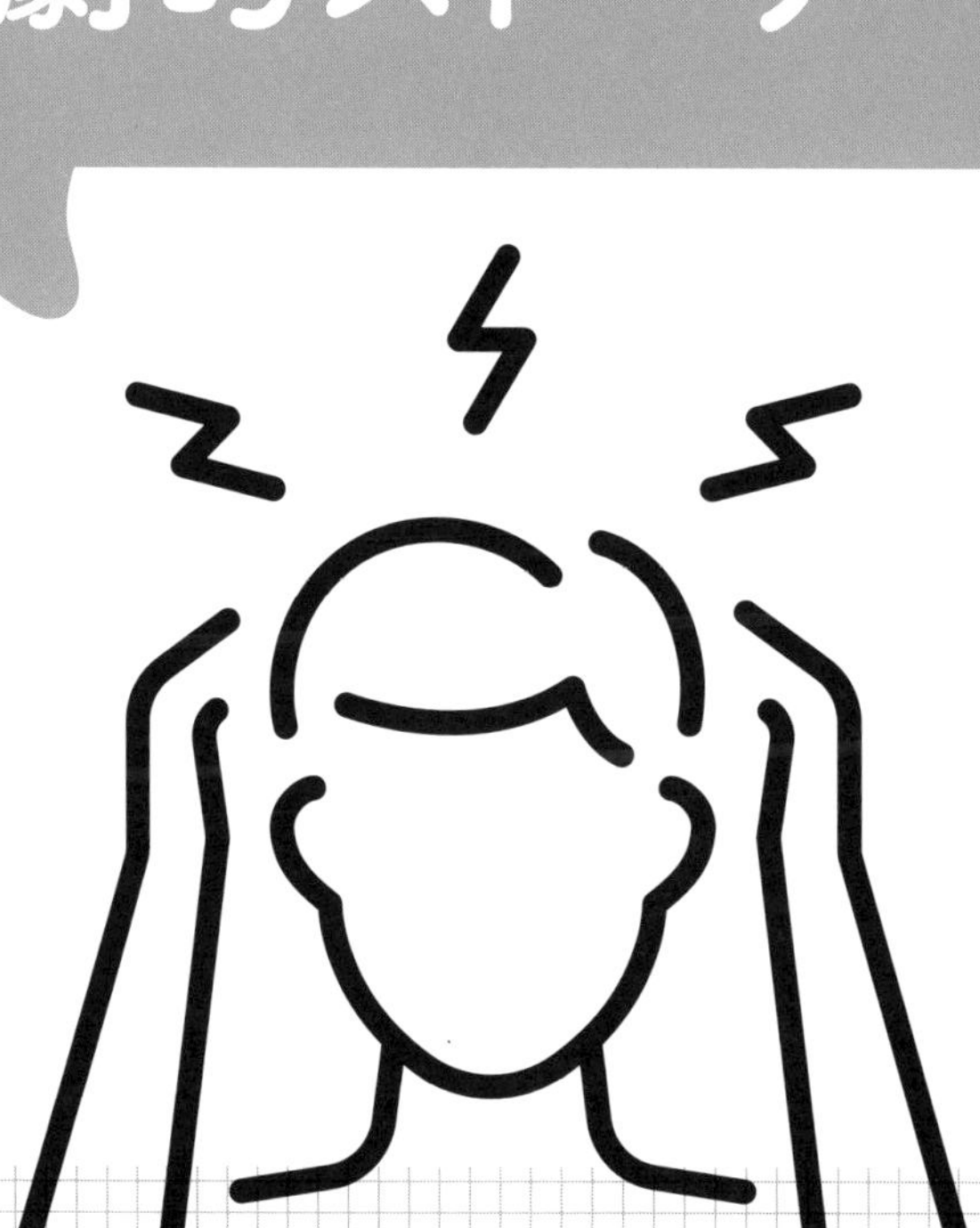

子ども頭痛ストーリー 1

頭痛は心の悲鳴です――「誰か助けてください！」

子どもが頭痛で学校に行けなくなると、お母さんは悩みます。お父さんも遠くで悩みます。そして、家族が暗くなっていきます。そこには、子どもの頭痛が意味している大きな社会問題が横たわっていると思います。

ここで、子ども頭痛の患者さんであり、私の大親友を紹介します。彼の名前を吉田ともきくん（仮名）と言います。当時、小学4年生の男の子でした。

彼はお母さんと一緒に日だまり整体院にやってきました。

今でもあの日のことは鮮明に覚えています。

秋の日差しが優しい10月でした。日だまり整体院の施術室の窓から、紅葉に染まる中央公園が見えます。

その日は、「小学4年生の男の子が頭痛で学校に行けていない」というお母さんからの予約メールをもらっていました。

「最近、子どもの頭痛が増えているな〜」と感じながら、玄関の扉を開けて整体院の空気を入れ替えていました。近所の小学生が、元気そうに自転車で話しながら、私の前を通りすぎていきました。

土曜日の午前中、治療院は満員御礼です。

「新規の少年はどんな子だろうか？」と頭の中で想像しながら朝の治療を進めました。

「じゃあ、お大事に〜」

10時半の患者さんが帰っていきました。

彼女は、みくちゃんと言って学生時代から頭痛があって通っている23歳の女の子です。なんと今は、頭痛セラピストの道を歩んでいます。人生って不思議です。

彼女の背中を見送りながら、公園を見ていると、1台のタクシーが止まりました。そして、少しして整体院の扉が開きました。

少年とお母さんが立っていました。

「吉田さんですか？」

「はい、そうです」

「天気がいいから気持ちいいですね。じゃあ、こちらにどうぞ」と整体院のソファーに座ってもらいました。

緊張の面持ちの少年と人の良さそうな柔らかい雰囲気のお母さんでした。

パッと見て、お母さんと子どもの仲がとても良く、二人三脚で歩んできたんだな〜と感じました。「こんな平和そうな親子でも頭痛があるんだな〜」と思いながら、書いてもらった問診表を受け取りました。

「こんにちは！」

初めて少年と目が合う瞬間。彼は、いぶかしげに不安そうな目でこちらを見ています。

そして、お母さんがこれまでの頭痛の経緯を話してくれました。

「なるほど！　わかりました」

今度は、ともきくんとお母さんに質問をしていきます。

「いつから頭痛は始まったんですか？」

「病院も行ったんですかね？」

「なるほど、ピアノの発表会とか学校の試験になると、頭痛が出る傾向があるということですね」

彼は、緊張するタイプなのかと予想しましたが、話もできるし表現力もあるから、何か違う要素があるかもしれないと思いました。

「わかりました。私の整体ですが、ボキボキとか痛いことはしませんので、安心してくださいい。治療も5分くらいですので、お母さんはこちらでお待ちください」

こう言って、ともきくんを施術室に案内しました。

施術室と待合室の間の扉を閉めずに、お母さんがソファーに座りながらともきくんの治療の様子を見られるようにしました。

ここは、親子関係の雰囲気によって扉を閉めるか、オープンにするかを決めています。子どものプライバシーの話をするときもあるからです。

仰向けになってもらって、ともきくんの首を診ていきます。

「わ〜〜！　これはキツいね〜〜」

小学4年生の首とは思えないガチガチの鉄のような硬さでした。

一度手を離し、「ともきくん、よく生きてきたね！」と強烈な言葉が思わず口から出ました。完全なストレートネックになっていて、首が爆発しそうなくらいに苦しそうに張っていました。

そして、次の瞬間、私の中指がともきくんの首の骨の出っ張りを捉えました。

「あ！　これだね！」

ともきくんの体が、足先までピクッピクッと動くのです。すごい反応をします。

「ともきくん、センサーが優れているね！」

「お母さん、すごいですよ！　ともきくんの反応！」

お母さんは、ソファーからこちらを見て、神妙な顔をしていました。

私がともきくんの頚椎（首の骨）2番に触れると、彼の体中がビクッビクッと動くのです。それも右に触れたときに限ってです。左は何ともないのです。

これで頭痛の原因はわかりました。


5分の治療は、あっという間に終わり、ともきくんとお母さんに彼の頭痛の原因に関してホワイトボードを使って説明しました。

「だいぶ姿勢も猫背になっていますし、ともきくんはなで肩だから、首がこりやすいかもしれないですね。そして何より、さっきのピクッ！ですよ！」

2人がうなずきました。

「そう！　あのピクって場所が首の骨の頚椎2番というところで……」

私は、骨の模型で説明しました。

「この骨が右に回旋してズレていて、すごく反応するようになっているんです。ともきくんの反応力は、すば抜けています」

お母さんが「へえ〜〜」と言って、ともきくんと目を合わせました。

「どうします？　通って治していきますか？」

見たところ特に元気になった様子もなかったので、お母さんが、

「通うかどうかは様子を見て、本人と相談してお返事させてもらいます」

と言ってその日は帰っていかれました。


帰りもタクシーで蒲郡駅まで行き、電車に乗ったそうです。

タクシーに乗ったときは、頭痛でぐったりしていたのに、ともきくんは、電車に乗っているうちにだんだん元気になってきて、名古屋に着く頃には冗談を言ってケラケラ笑っていたそうです。

お母さんは、あまりの変化に驚き、こんな元気なともきくんを久しぶりに見てとても嬉しかったそうです。

翌朝は、なかなか起きてこなかったので、

「頭が痛くて、しんどくて起きてこられないのか、それとも治って気持ち良く眠っているのか、どっちなんだろう?」

と、お母さんは何度もともきくんの部屋を見に行きましたが、彼はぐっすり眠っていたそうです。

11時半頃、ドドドドとすごい勢いでともきくんが階段から降りてきました。そして、「頭痛がない!」と明るい声で叫びました。

頭が痛くないから久しぶりにぐっすり眠ったとお母さんに嬉しそうに話したそうです。そして、「あの整体に通いたい!」とともきくんが言いました。

お母さんも「そうしよう!」となったそうです。

ここからともきくんの希望のストーリーが展開していきました。

「日だまりショット」による治療を続けるうちに頭痛が良くなって、学校に行けるようになりました。

半年くらい経って、ともきくんが駅から「歩いて行きたい」とお母さんに言ったそうで、

2人で歩いてくるようになりました。

ある夏の日、中央公園のセミがいっぱい鳴いていました。

「先生〜、石蹴ってきた」と、ともきくんが自慢げに整体院に入ってきました。

小学4年生の彼が、まるで頭痛なんてなかったように笑っています。私はこの仕事で、この瞬間が一番好きです。

子どもが元気に笑ってこっちを向いて立っているのです。

蒲郡駅から親子で30分歩いてくるのです。

5分の治療と少しのおしゃべり。それだけの時間の連続でしたが、あっという間に、私たちは親友になりました。

「先生、セミをいろんな色で塗ったらキレイですよね」とともきくんがとんでもない発想をします。

それに対して、私が「それはすごい発想だね！　普通に気持ち悪いでしょ!?（笑）」と冗談で返します。

ともきくんは、笑いながらお母さんのほうを見ています。

ただ、私が頚椎2番の右側に触れるときだけは、体がピクッピクッって痙攣するように動きます。

こうして、こんな自由な発想をするともきくんに、1年、2年と通ってもらうようになりました。

頭痛がないときも、面白い話をしに来てくれます。

「先生、中学に入ってすごい面白い先生に出会ったんだ」

「へえ〜、すごいじゃん！　どんな人？」

「塾の先生なんだけど、変わっている先生で、日比先生みたい（笑）」

そこで、お母さんが言います。

「そう！　すごい変わってて、授業中にギター持ってきて歌うんですよ」

「それはすごい先生ですね〜〜」

ともきくんは、楽しい中学時代を過ごしているようで、私も安心していました。

それから、忙しくなり、コロナ禍もあって、日だまり整体院に通うのが1年に1回になりました。でも、年賀状が届いて元気な様子が伝わってきていました。

そんな折、ともきくんから昨年、年賀状が2通も来ました。そして、「治療と報告」があるし、話もしたいと伝えてくれました。

私は、昔の親友に再会する気持ちがして、胸が熱くなりました。

「嬉しいな〜！　一体どんな大人になっているんだろうか!?　だいぶ身長も伸びたんだろうな〜」

「今回は、ともき1人で行きますので！」とお母さんからメールがありました。

ずっとお母さんと一緒に歩いてきた道を彼は1人で歩いてきました。

「こんにちは！」

すっかり中学3年生！　凛々しくなっていました。もうすぐ高校生だそうです。

いつものように、「日だまりショット」の治療を終えて、ともきくんと語らいました。

そして、初めて一緒に喫茶店に行きました。

そこで、とんでもない報告を受けることになるのです。

「実は、僕、学校行ってなかったんです」

「え？？？　どうゆうこと？」

私は、中学に入ってからの一部始終を聞きました。

中学の担任の先生と揉め、中学の集団生活にも馴染めず、悩み、精神疾患になったそうです。それから、彼は、学校へ行くことをあきらめました。

それを支えたのは、親の愛でした。担任の先生からの攻撃を親が体当たりで守ってくれたそうです。

そして、ともきくんは言ってくれました。

「僕は、いろんな大人を見てきて信じられなくなったけど、日比先生は、数少ない信じられる大人なんですよ。僕もそうなりたいと思ったんです」

私は涙をこらえながら思い出しました。

小学生だった頃、ともきくんが「僕も将来、頭痛治療家になる！」と誇らしげに言っていたのが懐かしいです。

実は、頭痛になったきっかけの一つは、ピアノの先生だったそうです。こっぴどく叱られ、否定され、ひどい頭痛を発症してしまったのだそうです。

でも、今の彼は、輝いていました。

前を向いて私に言いました。

「僕、道を自分で見つけました」

「会社を立ち上げて、海外に行きたいと思っています。だから、英語の勉強をしています」

ともきくんの瞳はキラキラ輝いて、ステキでした。

私のほうが勇気をもらいました。彼は、頭痛が治って、イキイキ生きています。

「日比先生、僕、何でも協力しますよ！」

そう笑顔で言ってくれました。


今、こうして本を出すにあたって、ともきくんが読者の皆さんにこんなメッセージをくれました。

「良い未来を過ごすために、考えて終わるのではなく、一度動いてみるのが大切です！」

ともきくんは、自分の頭痛を通して、頭痛セラピー「日だまりショット」と出会い、頭痛の改善とともに私と親友になりました。

それから再び苦難を越えて、笑顔で再会できたこと、これは、頭痛が結んだ縁に違いありません。

頭痛とは、何であるか?
頭痛とは、「心の悲鳴」である。
人は誰かを求めて生きている。
誰かを支えに生きている。
その声なき声に今こそ耳を傾ける時代だと思います。

人の心を支える仕事、それが、頭痛治療家の使命です。
ともきくんは、自分の人生を使って、みんなに生きる勇気をくれました。
本当にありがとう! 素晴らしい人生にしてください。私たちは、永遠の親友です。

子ども頭痛ストーリー ②

ある秋の日、彼女が言った――「これって、サギじゃない?」

次に、こちらも頭痛で苦しんでいた、ある受験生の女の子がお母さんとやってきた症例を紹介します。

お医者さんから「君の頭痛は治らないよ」と言われ、悩み続けた苦闘の日々を赤裸々に本人の言葉で語ってもらいました。

ぜひ、あなたの子どもの状況と照らし合わせながら読んでいってください。あなたの子どもの頭痛が1日も早く良くなることを心より願っています。

その日は、私の初めての著作である『頭痛がない！』の出版記念のために、日だまり整体院でYouTubeを撮っていました。

私は薬ではなく、手で治す頭痛セラピー「日だまりショット」を開発し、2万人以上の頭痛患者さんを救ってきて、その症例とセルフケアを紹介する本を出版しました。つまりこの本を紹介するビデオを撮影したわけです。秋の日差しは優しく、中央公園には爽やかな風の吹くいい日でした。

日だまり整体院は、頭痛患者さんが引っ切りなしにやってきます。そんなとき、扉が開きました。

バタンと扉が閉じて、少女とお母さんが玄関に立っていました。「変なとこに来ちゃったかな」という顔です。本の宣伝で頭痛セラピー協会の生徒さんたちと騒いでいたから、そう思われても仕方がないですね。

「ちょっと撮影しているので待っていてください」と言って、少女とお母さんに待合室のソファーで待ってもらいました。撮影が終わって、少女の問診に入りました。

ちょっと怒ったような感じでしたが、かわいらしい頭が良さそうな子でした。名前をまゆこちゃんと言います。

彼女は、地元では有名な進学校で、東大や名大などエリート学校の卒業生をたくさん輩出している頭のめちゃくちゃいい学校に行っていました。高校3年生の彼女は、「受験を控えていて、どうしても頭痛を治したい」ということでした。

「病院に行ったんですけど、頭痛薬も効かなくて……。じゃあ注射を打とうということになって打たれたら倒れちゃったんですよ。マジでやばくて死ぬかと思いました」とまゆこちゃんが不安そうな顔で語ってくれました。

横のお母さんが、

「どうしてもこの子の頭痛を治してやろうとインターネットで調べてここを予約しました。受験を控えていまして、何とか勉強できる体にしてやりたいんです」

と切実に現状を教えてくれました。

まさに八方塞がりで、前が見えない。ほとんどの子どもの頭痛患者さんは、こうして親子で頭痛の苦しみと将来への不安を語ってくれます。

何としても救ってあげたいという熱い感情とともに、冷静な気持ちで「頭痛の原因」を見極めるようにしないといけません。やはり頭痛改善に大事なのは、先生（治す側）と患者さん（治る側）の想いが一つになる信頼関係があってこそ結果が出るということです。

まゆこちゃんの施術1回目の治療が始まりました。

彼女は、右のこめかみに偏頭痛が出るということでした。そして、目の奥にも激痛が来るとのことです。

私は、彼女を上向きに寝かせて、首の骨をチェックしました。すぐに頭痛の原因がわかりました。

「ここ、痛くない？」と指先で首の骨の上のほうをタッチしましたが、彼女は、「よくわかりません」と答えていました。なるほど、これは薬で鈍感になっているんだなとすぐにわかりました。

頚椎が右にズレて、首筋がパンパンに張っていました。肩甲骨と背骨の間も右側だけが大きく盛り上がっていました。

まるで、重りを載せたような肩になっていて、とても苦しそうなのが軽く触っただけでわかりました。

「おお！　よくこれで勉強していますね⁉」

「もう勉強どこじゃないんですよ。早く治してガンガン勉強したいんです。本当に悔しくて悔しくて……」

彼女は、めちゃくちゃ勉強するタイプで、記憶力もすごいのです。

「表現力に長けていて説明がうまい子だな～」と初診で思いました。弁護士を目指しているそうで、なんと有名大学の法学部を目指しているということでした。これは、責任重大だと思いました。

そして、10分ほどの治療を終えて、まゆこちゃんに聞きました。

「頭痛はどうですか？」「受ける前と比べて痛みは変わっていますか？」

「う～ん、今日はそんなに痛くないのでわからないですね～」とのことでした。

私は、あんまり面白そうじゃないまゆこちゃんとお母さんに頭痛の原因を説明しました。

そして、明日も来るように言いました。

まずは、勉強も大事だけど、勉強ができる体の状態にするためにちゃんと治療しましょうと提案しました。

しっかりと彼女の頭痛の原因（首の骨のズレ）がわかっていたので、「治るから治療したほうがいい」と彼女の夢を叶えようという気持ちを伝えました。

1日目の治療はそんな感じで、不満そうに親子は帰っていきました。

ここからどんなふうだったか、まゆこちゃん本人の言葉を聞いてみましょう。彼女は文章が得意なので書いてもらいました。

では、まゆこちゃん、その後どうなりましたか？

「本当に頭痛、良くなるのかな……」

整体院に行ってきたとは思えない不安な気持ちで、家へ帰る車に乗り込みました。

ただ、日だまり整体院は母が必死に探してきてくれた整体院です。母の努力を無駄にしたくなくて、「何だか頭痛、なくなりそうな気がする！」と何とか伝えたこと、一生忘れないでしょう。

まさか人生が「日だまりショット」によって変わるなんて、そのときは思ってもみませんでしたから。

当時、私は受験生ながら、いろいろな病院や整体院に通っていました。

たくさんの種類の薬を飲んでは効かないことを嘆いて、薬を変えては副作用と戦って、肩こり専門の整体に行ったりして……。何とか頭痛に打ち勝とうとしていました。

ある日、偏頭痛の薬をどれだけ試しても、私には副作用ばかりが出て効きが悪いことがわかりました。そこで最終手段として、注射を打ってみることにしたのです。

あの日の出来事は鮮明に覚えています。注射を打って、すぐ息が苦しくなり、1時間ほど動けなくなったのです。

病院のベッドでひたすら動けるようになるのを待ちました。その日以来、頭痛を治すために病院に行くことが怖くなってしまいました。

私自身、医療を否定したい訳ではありません。医療によって救われたこともたくさんありますし、さまざまな場面で、薬をありがたく使わせてもらっています。

ただ……、どんなに調べても原因がわからない。薬はなぜか私には効かないし、吐き気ばかりが襲う、注射で動けない。さすがに、私の頭痛と病院や薬との相性が悪いことを悟りました。

それでも、とにかくこの痛みがおさまらなければ、受験勉強はまともにできないこともわかっているのです。

当時の私の気持ちは、「親が見つけてきた日だまり整体院にとにかく通ってみる」という選択肢しか残されていなかったと思っています。たとえ騙されていようとも。それほど追い詰められ、焦っていました。

とりあえず5回は黙って通うことにしました。

1回目、日比先生に施術室に呼ばれて、横になりました。

日比先生と話してみると、底抜けに明るくて、良い人だということはすぐにわかりました。

私の痛み、つらさ、状況や感情を丁寧に聞いてくれて、共感してくれる先生でした。それだけで精神的な面では、救われた気がしました。

しかし、施術自体の感想は「こんな施術で大丈夫？　詐欺かも……」でした。理由はシンプルに何をしているのかわからなかったからです。

「日だまりショット」という首を優しく調整する施術だということは知っていました。ただ、触れられている感覚はあれど、何も効いている感じがしないのです。

整体と言えば強く押されたり、体を伸ばされたり、骨盤を動かされたり、ストレッチをしたりするところだと思っていました。

常識的に考えれば、施術を受けたら、気持ちがいいとか痛いとか、何らかの感想が思い浮かぶはず。

しかし、日だまりショットに対しては「何これ？　何も感じない」としか思わなかったのです。

正直に言えば、痛くも痒くもない施術なんておかしいと思いませんか？　何も感じない。こんな優しい「ふわぁ」と触れるくらいのタッチで頭痛が楽になるなら、

「私はこんなに苦労していない‼」

と思っていました。

2回目の施術が終わってもやはり変化がよくわからなかったです。

今回は何か新しい施術でもやるのかと期待したのですが、何も変わりませんでした。

体勢を変えながら、とにかく首と後頭部をなでるだけでした。

しかし、今、客観的に考えると、実は少しずつ頭痛の頻度が減っていたと思います。

当時は、「あれ？ 頭痛ないかも」と不思議に思ったとしても、1日に来る頭痛の回数が多すぎたせいで、頻度が減っていることに気づきませんでした。

さらに、「こんなタッチで治るわけない！」という疑いが強かったことも気づかなかった要因のような気がします。

ただ、日比先生が本気で私の頭痛をなくしてあげようとしてくれているのはしっかり伝わっていました。何をしても治らない頭痛を抱えていた私にとっては、その気持ちだけで嬉しかったです。

日比先生の本気度が私の頭の中にあった「詐欺かも……」の4文字を少しずつ消し

ていきました。２回目あたりから不信感が和らいでいったと思います。

「５回通ってだめなら仕方がない。信じよう」

そう思って迎えた４回目。そこで初めて気がつきます。

「痛くないんだけど！」

痛くも痒くもない頭痛整体である「日だまりショット」が、私のひどい頭痛を解決したのです。

本当にいきなりでした。頭痛がない日なんてほぼなかった私が、４回目の施術を終えてから５回目の施術を受けるまでの数日間、頭痛なしで生活ができたのです。奇跡としか思えませんでした。

頭痛との付き合いは小学生からです。歳を重ねるごとに痛みが強くなり、頻度も高くなり、もはや頭痛は生活の一部になっていました。頭痛のせいでベッドから起き上がれない、学校に行けない、早退してしまうといったことは日常茶飯事でした。

小、中、高とすべての学校の保健室にお世話になりました。

ただ、中学時代は、内申点を上げなくてはいけないという気持ちから、頭痛を我慢して授業に出続け、生徒会もこなし、部活の部長もこなしといった状況でした。どんなにつらくても保健室になかなか行けませんでした。本当に苦痛でした。

高校生になって、ついに「風に当たる、太陽光を浴びる」といった小さな外部刺激でさえ頭痛の要因になりました。

勉強やクラスの行事、自分が趣味でやっていたバンド活動、部活動、このすべてを頑張るためには頭痛を我慢するしかありませんでした。

3年生になり、受験勉強をせねばならなくなったとき、勉強の邪魔をするのはやっぱり頭痛でした。痛みのせいで集中が途切れてしまうのです。

「どうせ私の頭痛なんて治らない！」

「一生このままなんだ……」

「どうして私だけこんなにつらいんだろう？」

年々ひどくなる頭痛のせいで、思い通りにならない自分の人生にネガティブな感情ばっかりが浮かんで、孤独と不安とあきらめの中でもがき苦しんでいました。

そんな私がです。久々に頭痛という重い足枷から解放されたのです。高校3年生、11月の終わり頃の話でした。

実は、その年度の受験はすべて失敗しました。頭痛がなくなるまで集中して勉強ができていなかったので当たり前です。浪人生になることが確定したのですが、気分は晴れやかでした。

「ようやく頭痛を忘れて受験に集中できる」

そう思いました。

定期的に日だまり整体院に通うことで、浪人時代はほとんど偏頭痛に悩まされることはなくなりました。それからは、たとえ少し頭痛があったとしても、市販薬でおさまる程度の痛みになりました。

2回目の受験では、頭痛に泣かされることもなく、滑り止めの大学にも、第一志望の大学にも合格！　まるでドラマや映画のような素敵な展開でした。

現在も頭痛とはほぼ無縁な生活を送っています。頭痛で寝込み続けていた日々がまるで嘘のようです。頭痛の心配なしにさまざまなことに挑戦できることが嬉しくて仕方がありません。

頭痛から救ってくれた日比先生には本当に感謝しています。疑ってしまったことを謝りたいくらいです。

そもそも、他人の痛みや苦しみに共感したり、一緒に悩むことというのは苦痛を伴う作業だと思います。その上、他人の痛みを自分のことのように考え、本気になって頑張るのはさらに大変なことだと思うのです。

それをずっと続けているのですから、良い意味で日比先生は「ぶっ飛んでいる人」だと思っています。

出会えた奇跡に、私の施術をしてくれた奇跡に感謝して、これからの人生を生きようと思います。

さて最後に、私と同じように幼少期から頭痛に苛まれ、痛みを日常として受け入れざるを得ない子どもやそのまわりの方々へのメッセージを添えさせていただきます。

私は、頭痛のせいで理想の生活を送れない、この理不尽とも思える状況と戦う子どもの苦しみを痛いほど理解しています。

かつて、保健室にお世話になったと述べましたが、小学校、高校時代は保健室に入り浸るという表現が正しかったときもありました。

何度も保健室に行くことを、友人や先生、親が大変心配していました。そんなまわりの人たちの姿を見るのが苦しかったです。

それだけではなく、まわりにさぼっていると思われるかもしれないという恐怖もありました。私に対して、

「さぼるために頭痛だと言っているのではないか」

と言ってきた人はいませんでした。ただ、今私と同じように苦しむ子どもの中には、そのような心ない言葉を身近な人から浴びせられている人もいるかもしれません。大変つらく怖い思いをしていることでしょう。さらに、頭痛のせいで何もできないことへの理不尽さも感じていました。

頑張りたいのに何もできない。ただ保健室の天井を眺めているだけの時間を過ごすしかない。この状況が悔しかったです。

私だけ苦しんでいるのではないかと理不尽にも思っていました。その一方で、私の中学時代のように、頭痛でつらいのにもかかわらず、さまざまな理由から保健室に行けない（行けなかった）人もいるでしょう。

頭痛に苦しむ子どもは頭痛以外にもさまざまな感情や状況に苦しみ、戦っているのです。しかし、子どもの頭痛によって苦しむのは子どもだけではありません。私はそれを一番近くで見ている親御さんの苦しみも理解しているつもりです。

私が頭痛で苦しんでいたとき、両親に対して「私の気持ちや痛みがわからないくせに」と本当に思っていました。

それと同時に「痛みを理解したい、何とか治してあげたい」と悩み苦しむ両親の気持ちも一番近くで感じていました。

子どもながらに何となくわかるのです。母は私にさまざまな声をかけ、必ず診察や施術についてきてくれました。

父は黙って、どれほど遠い病院や整体院にも車で連れていってくれました。学校を休む日も早退してしまう日も、嫌な顔一つせずに、両親はサポートし続けてくれました。その裏に、苦悩の日々があったことを理解しています。

私は両親の心配と苦しみと努力のおかげもあって、頭痛から解放されたと思っています。

現在、私は成人して、バイト、バンド活動、勉強など大学生活を謳歌しています。これも頭痛の苦しみから解放されているからできる平和な時間です。これからは私の頭痛を解消することに力を貸してくれた、日比先生や日だまりショット、そして両親にたくさん恩返しができるように頑張っていきたいと思います。

ということで、私の頭痛からの大逆転ストーリーでした。読んでいただきありがとうございます。

子どもの頭痛の本が出版されると聞いて、嬉しい限りです。あの日の私のように、頭痛で苦しむ子どもさんやその親御さんの未来が、この本、そして「日だまりショット」によって明るく照らされますように。

また、今回の私のメッセージが少しでも頭痛によって苦しむ方々の役に立ち、力になることを願っています。

まゆこ

ということで、治療当日から「もしかして詐欺じゃん！」と思われていたほど信じていなかったわけです。とてもまっすぐな女の子です。

確かに頭痛セラピー「日だまりショット」のタッチは、後頭部と首を少し触れるくらいのタッチなので、首をかしげる人も多いです。逆に大きな刺激だと、自律神経や脊髄神経など、生命に関わる重要な神経が通っている場所で危険が伴うため、施術に気をつけなければなりません。

もし、「整体なんて怖い！」という親御さんもいらっしゃっても、蚊に食われたときに食われたところをかく程度の圧だと考えてもらえればいいです。

もっとわかりやすく言うと、子どもが熱を出したときに、お母さんがおでこに手を当てて熱を測るときのタッチに似ています。

普通のマッサージとかでやるグイグイ圧とは全然違うので、何をされたのかわからないかもしれません。それほど、安心・安全な施術になっています。

まゆこちゃんは、今元気に大学に通っています。偏頭痛持ちでひどかったと思えないハツラツとした姿です。バンドまで組んで、首振って歌っているんですから！（笑）またやりすぎに注意してほしいですね。

でも、偏頭痛がなくなって青春を謳歌しているので嬉しいです。まるで私の青春時代と被ります。また治療待っていますよ。

ということで、子ども頭痛の代表選手のまゆこちゃんの事例を紹介しました。

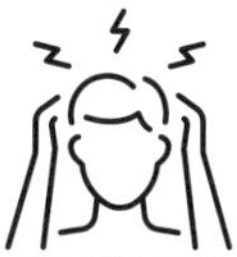

2人の劇的ストーリーを振り返って

この2人の症例を通して、私は子ども頭痛の持っている大きな意味を感じます。そのキーワードは、「将来」です。

子どもは頭痛があって、勉強ができない、学校に行けないために「将来」が見えなくなります。

そのことで、子ども以上に親が悩み、病院に行ってもどこに行っても治らないので、藁をも掴む思いで当院にやってきます。

ともきくんもまゆこちゃんも、このお母さんの必死な想い、愛情によって、「将来」に奇跡が起きたのだと私は信じています。頭痛はケガと違って、見た目でわからないので、精神的に「やる気がないのか?」「サボっているのか?」と思われがちですが、必ず原因があることを知ってほしいです。

ともきくんもまゆこちゃんも共通して、頚椎2番が右にズレていました。そして、何かに集中する力が強く、しっかり者です。責任感があるので、やり抜く根性もあります。そして、何よりも人の気持ちを察する能力が高かったです。

どうしても子どもの頭痛というと、精神的な問題のほうに話題を持っていきがちですが、実は体にちゃんと頭痛になるルートがあるのです。

ともきくんには、タッチするとビクビクとなったポイントがありました。私の指が彼の頸椎2番に触れると、本当に体中に電気が走ったようにピクッて反応するのです。施術のたびにお母さんと一緒に笑っていました。

これが、自律神経の反応であり、子どもの場合は特に敏感です。そして、ともきくんもそのポイントをセルフケアすることで頭痛に対処していきました。

まゆこちゃんの場合も、頸椎2番の右への出っ張りが完全に頭痛の原因となっていました。本人は「触られただけで何をやられたかわからん！」という感想でしたが、私の指には、ジンジンと「ここが悪いです」というメッセージがまゆこちゃんの首から伝わってきていました。

タッチは「支え圧」といって、本当に触れるだけのような施術ですが、自律神経は反応するのです。まゆこちゃんの頭痛のルートは、右の肩甲骨から首にかけて如実に浮き出て見えました。

いろんな子どもの頭痛を施術するたびに、体って正直だなと思います。首まわりがカチカチになって食いしばりもあるため、必死に頭痛やプレッシャーを耐えていたことがよくわかるのです。

そして、まわりの家族、特にお母さんが何もしてあげられず、そばでずっともがいていた様子にも感動します。

お母さんの愛ってすごいです。子どもの将来のために注ぐ愛があるからこそ、彼らは今、笑顔になったのです。

お母さん、本当にありがとうございます。

お子さんにとっては「頭痛でこれからどうなるんだろう?」という不安いっぱいの中で、病院でもない整体院に連れてこられるのですから、それこそまゆこちゃんのように「サギじゃない?」と疑って通いはじめるパターンも多いです。

しかし、頭痛になったきっかけから、「どこから頭痛が起こっているのか?」「どんなときに頭痛になるのか?」などを調査していくことで、子どもの頭痛の本当の原因がわかってきます。

子どもの頭痛には、必ず原因があります。それを治療者と患者であるお子さん、そして親がわかり合うことが大事になります。この3者が一体となって治療していくことが重要なのです。

ただ頭痛が取れればいいというだけでは、再発したときに対処のしようがなくなってしまいます。

子どもの場合、病院では15歳以下だと強い頭痛薬の処方ができないため、カロナールという薬または漢方などに頼ることが多いです。それで効果がないと出口がなくなってしまいます。

「どうしてこの子が頭痛になっているか?」を3者でわかり合うことで、頭痛の改善はもちろん、頭痛になっても自分で対処することができたり、お母さんが対処できるようになることが毎日の安心へとつながっていきます。

また本書では、第4章に「自宅セルフケア」も掲載しているので、ぜひとも親子で試してもらいたいです。

そして、「どこから頭痛が来ているか？」をわかり合うことで、親子の相互理解＝愛の交流もしていただきたいです。

頭痛セラピー「日だまりショット」はまさに親子の絆タッチです。コミュニケーション不足が叫ばれる現代の家庭に、たくさん広まることを願ってやみません。

そして、タッチする場所がわからなかったらプロを頼ってください。日だまりショットは、信頼づくりの架け橋となります。

第2章

頭痛になる！見えない発症原因をつくる「自律神経」

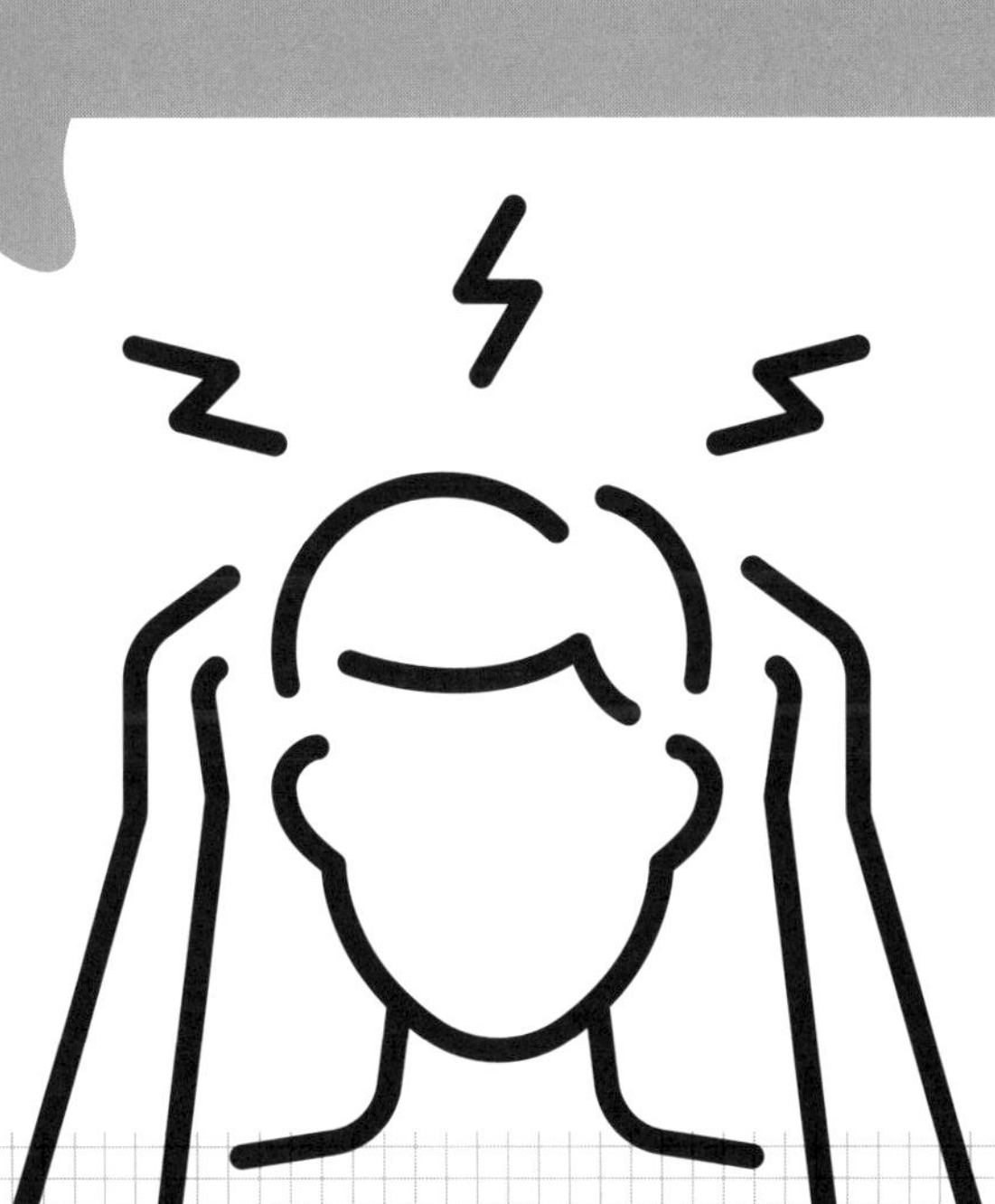

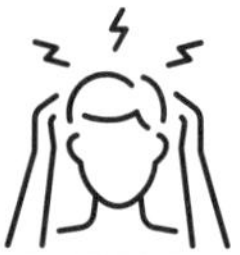

社会が生み出す痛みこそが頭痛

日だまり整体院や日だまりショットを扱う治療院では、子どもの頭痛だけでなく、学校の先生の頭痛も増えています。学校の先生も大きなストレスを抱えて、子どものわがままとＰＴＡの意見に挟まれて苦しんでいます。

先生の残業は、夜10時、12時という話もよく聞きます。子どもと向き合う時間より書類と向き合う時間のほうが多いようで、とても切ない社会の状況が垣間見えます。そして、私の治療院でも待合室で、子どもさんと学校の先生がすれ違います。

どちらも同じ学校というステージで戦っているんだな〜と胸が苦しくなります。疲れ切った学校の先生の頭痛を治し、疲れ切った子どもの頭痛を治している中で、「頭痛の原因」はきっと体だけじゃないな〜ということをいつも考えさせられます。

社会が生み出す「痛み」こそ、頭痛ではないかと思うほどです。みんな仲良く暮らせる世の中がやってくるように、今日も真心の手のひらを当てていきたいと思います。

瞳を輝かせて手を振る少年から教わったこと

私は頭痛治療を10年やっていて、子どもの治療は大変だと思ってきました。それは、頭痛だけが問題じゃない場合が多いからです。

例えば、離婚問題に揺れる親の間で苦しむ子どもが頭痛を持っていたり、部活の先生に強く叱られたことが原因で頭痛になっていたり、「君の頭痛はもう治らないよ」なんて言われて家族ともどもショックを受けて暗くなっちゃっていたり……。私はこういう状況が何とも悔しいです。

そして、頭痛は外側から見ても、骨折しているわけでもないし、ケガをしているわけでもないので、「気のせいだろ」とか「頭痛くらいで……」とか「サボっているだろ」とか、たいていが気合い論で見られがちで、本当の頭痛の苦しさをわかってもらえない子が多いのが実情です。

子どもたちは「親も先生も、本当の俺の頭痛をわかっていない」「親はめんどくさいから、薬で片づけようとしている」「このつらさ、わかってくれよ！」という叫びを持っていることを知ってほしいです。このように、頭痛や偏頭痛の裏側には、猫背や姿勢などといった体の問題だけじゃない背景があります。

多くは、不安や絶望、プレッシャーという精神的な問題から頭痛が発症しています。子どもたちに話を聞いていくと、だいたい親子関係や学校の友達関係、受験のプレッシャーなど、少年少女の純粋な心が不安に打ち震えている様子が見て取れます。こうしてそれをそのまま放置している状況が、頭痛を根っこの深い問題にしているように思います。

私が東京・表参道で開院している「東京子ども頭痛」という治療院の患者さんで、トワくんという小学4年生の男の子がいます。彼は言いました。目を輝かせて言いました。「僕、学者になりたいんだ！　だから頭痛を治したい。いっぱい勉強したい」最初の問診で必死にそう伝えてくれました。やがて、彼の頭痛は「日だまりショット」で良くなりました。

彼はいつもエレベーターの前でイキイキ待っています。そして、恐竜の標本を見せてくれます。子どもの頃、私が岐阜県でトムソーヤのように野原を駆け回っていたときを思い出します。毎回、恐竜の標本や飼っているトカゲのことを一生懸命説明してくれます。そして、目をキラキラさせて「バイバイ！」って手を振って帰っていくのです。

私の仕事は、こういう子の未来をつくっていくことなんだと気づかせてくれます。トワくん、教えてくれてありがとう！

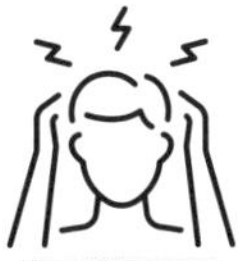

子どもの頭痛にあらわれる症状の特徴

子どもの頭痛は、いろんな状態で出現します。ひと口に頭痛と言っても、体の痛みだけが問題ではなく、思春期特有の子どもから大人という社会の壁を乗り越えていくテーマまで隠されています。

最近、症例で多いのがストレートネックを持っていて後頭部の痛みを訴える子どもです。これはゲームやスマホなどの姿勢が大きな原因になっています。ゲームやスマホには中毒性があるので、ついつい集中してしまい、気づけば頭痛になっています。コロナによる生活リズムの変化の影響もあるしょう。

頭痛は自律神経と密接な関係にあるので、適度な緊張とリラックスのスイッチの切り替えができないと起こりやすいです。放っておくと精神的に病んでしまって、うつ病や引きこもりの入り口になっていったり、ひどい場合は自殺の一因にもなりかねません。

そうこうしていて薬づけになってしまうと、なかなか抜け出られなくなるので、その前に手を打っていくことが重要です。

ここで、子どもの頭痛の症状で代表的なものを以下に挙げます。きっとあなたのお子さんも病院で診断を受けたりして、思い当たるフシがあることと思います。治す前に、まず「頭痛とは何か」を知ってください。

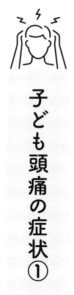

子ども頭痛の症状①　起立性調節障害

「朝起きると頭痛がひどくて学校に行けない」

そんな子どもの頭痛患者の多くがこの「起立性調節障害」に悩まされています。特に思春期・成長期のお子さんに多く、これは頭痛と同時にめまいや動悸、だるさを伴うこともある自律神経のバランス失調から起こる症状（障害）です。

やる気・気力までなくなるので、「心の病気かな？」と疑ってしまうことがあります。午前中に症状が起きるため、しばらく寝ていると頭痛が治っていき、午後からは普通の活動ができるようになります。

なので、昼夜逆転の生活サイクルに陥りやすく、一見「怠け」にも見えることから、原因がわからないまま子どもを責めてしまい、さらに悪循環に陥るケースが多く見られます。

成長過程における自律神経の不均衡が原因のため、日だまりショットで頭痛と併せて自律神経の調整を行うと改善する可能性が高いです。

起立性調節障害の場合は、生活習慣の改善が重要です。夜10時には寝るように家族全体の生活習慣と睡眠の質を見直していくと、朝のだるさや頭痛を改善することができます。まずは体のリズムを整えることが大切になります。

また、枕の高さを低めに3センチ程度にして、脳への血流を良くしたり、深呼吸を多くして酸素量を増やすことも効果的です。

●起立性調節障害による頭痛の症例

高校1年生の翔平くんは、朝起きると体がだるくて頭痛がありました。「薬を飲んでも解消しないので、このまま進学できるのか？」と不安に思ったお母さんが、東京子ども頭痛に連絡してきました。頚椎2番の調整と枕の改善、生活環境の変化（学校を通信制にしたこと）によって、毎日頭痛のない快適な生活を過ごせるようになりました。

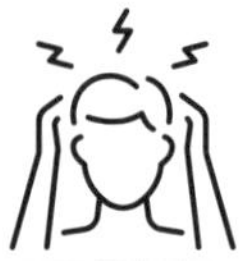

子ども頭痛の症状②　偏頭痛

偏頭痛は、頭痛の中でもとても苦しい症状です。こめかみの片側がズキズキガンガン痛くなって、ひどいときは吐いてしまうほど重症度の高い頭痛です。

気を使う子どもに多く見られ、部活のプレッシャーや友達関係などのストレスで首がパンパンに張っているところに、何かをきっかけにして偏頭痛を発症します。カロナールなど薬で対処しますが、頚椎2番にズレがある場合が多く、自律神経の調整がうまくいっていないので、血が一気に流れるときに血管が拡張して偏頭痛が起こります。

●偏頭痛の症例

こうたくんは、体操のオリンピック選手を目指す小学5年生の男の子です。あるとき、学校で友達に理不尽に殴られたことで、ひどい偏頭痛になってしまいました。さらに、光刺激による頭痛も出て、体操の練習や他の習い事もできずにいました。

しかし、頭痛セラピー「日だまりショット」を受けることで、たった2週間で偏頭痛が改善しました。

そして、3週間後の大会に出場し、高学年の部で見事優勝することができました。頭痛の原因である頚椎2番の調整と背中まわりの緊張を取っていくことによって、自律神経を改善していくことができました。

こうたくんが毎回「天国にいるみたい！」と言いながら楽んで通ってくれたことと、お母さんがまるでマネージャーのようにこうたくんの状況を報告してくれたことがとても嬉しく、その親子の絆にも感動しました。オリンピック出場を楽しみにしています。

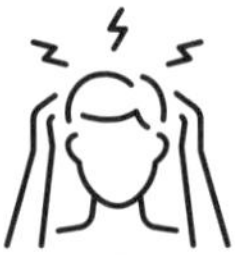

子ども頭痛の症状③　緊張型頭痛

子どもの頭痛患者さんの中には、進学、部活、受験など学校生活の変化をきっかけに、突然頭痛持ちになるお子さんが多く見られます。その原因の多くが「ストレス」によるものです。

こうした子どもは生活の変化に伴って、まわりの友達や先生の影響、親からのプレッシャーなどに反応して、首や肩が常に緊張状態となり、首から後頭部の筋肉がパンパンに張ってしまいます。この状態は頭痛を引き起こすだけでなく、後頭部の詰まりから集中力がダウンし、躁うつ的な症状を併発することもあります。

このようなストレスが原因の頭痛に悩む子どもは、友達との遊びや運動などの気分転換でストレスを解消する（外に出す）ことができず、自分で解決しようともがいてしまう「真面目でおとなしい性格」の子が多い印象です。

一方で、一見明るく活発そうな子どもでも、「いい子でいなければ」「真面目にやらなければ」「間違っちゃダメだ」など、一種の強迫観念によって常にストレスを感じている場合があります。こうした子どもも頭痛には要注意です。

●緊張型頭痛の症例

中学2年生のかおちゃんは、学校からの帰宅手前で頭痛になる女の子でした。心優しく、友達が多い子で、学校にも毎日行けるのに、家の手前で頭痛になって吐いちゃうのです。「日だまりショット」を受けて、学校が終わってももう吐かなくなったので、とても嬉しいそうです。ずっとまわりに気を使ってきて、解放されると一気に頭痛になってしまうタイプの子でした。今では、バレエダンサーを目指して元気に頑張っています。

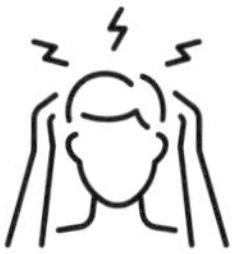

子どもの頭痛の原因とその引き金

子どもの頭痛も大人の頭痛と同じで、次ページの図にあるように血流のトラブルによって起こります。

緊張による頭痛発生のメカニズム

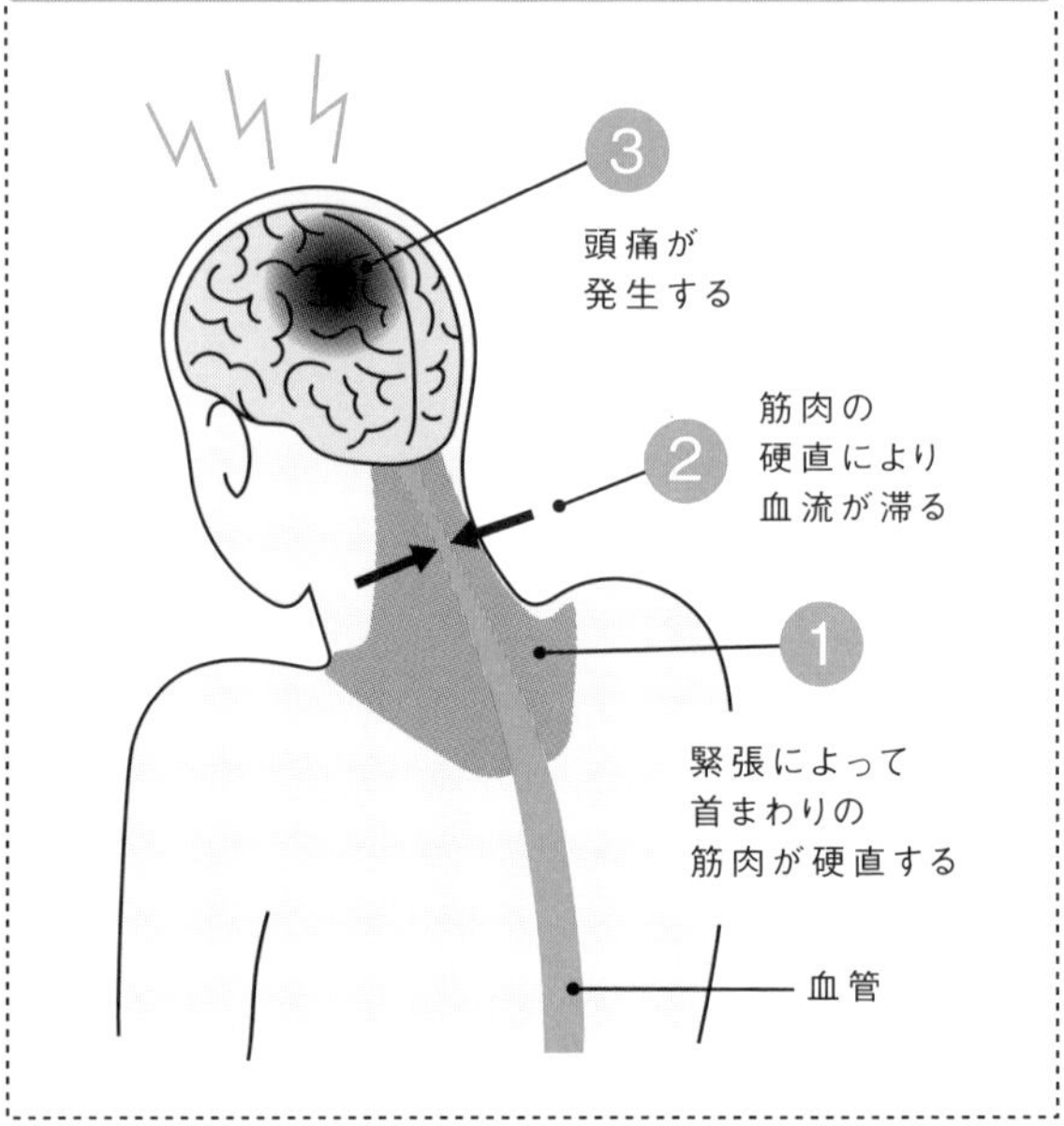

3

発生する
筋肉の
硬直により
血流が滞る
2
1
緊張によって
首まわりの
筋肉が硬直する
血管

朝起きたときに急激に血流が良くなったり、テストが終わってホッとした途端に血流が良くなって、頭がガンガン痛くなるのです。

まず頭痛の引き金としては、次ページの上図のものがあります。あなたがもし頭痛になったことがあるなら心当たりがあるでしょう。お子さんにもこれらの頭痛を引き起こす引き金がどこかにあるはずです。

決めつけは良くないですが、ぼんやりと想像してみましょう。これからお話する頭痛の引き金は代表的なものです。

次ページの上図の項目で起きる反応によって、下図のような流れで頭痛が発生してくるのです。

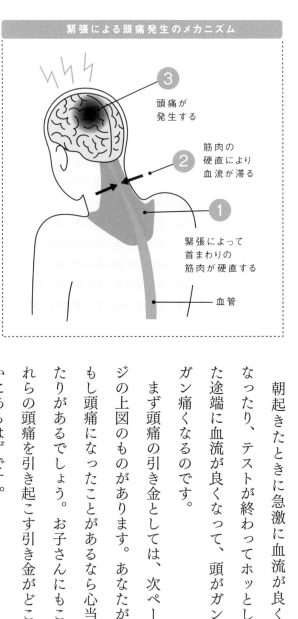

頭痛の原因の一般的な引き金

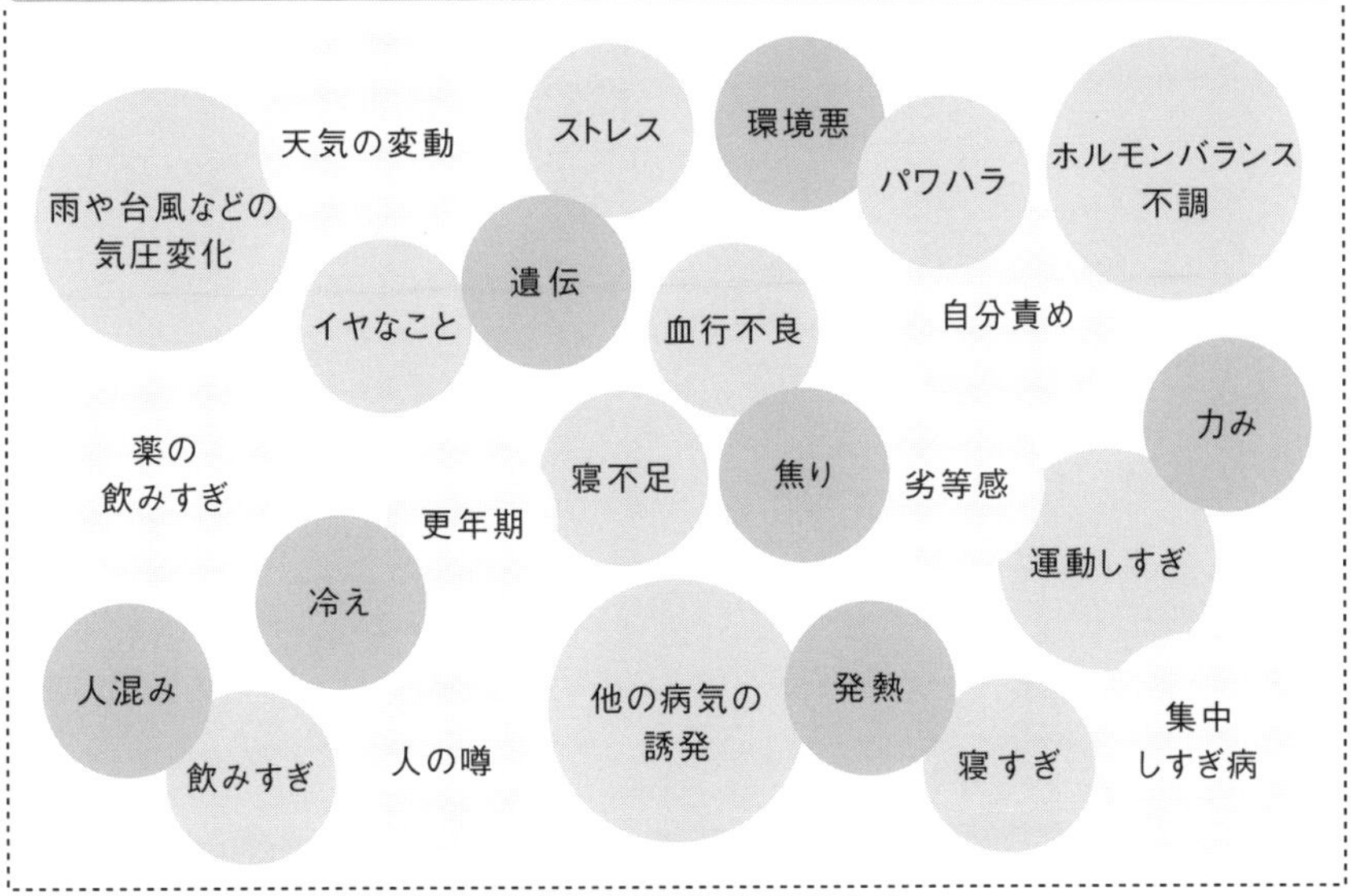

頭痛が発生する流れ

3大圧＝気圧・人圧・重圧など

↓

頚椎2番（思いやりセンサー）

↓

自律神経の働き

↓

首まわりの筋肉がパンパンに張る

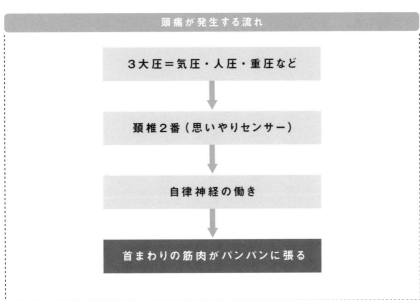

例えば、誰かに悪口を言われた場合、3大圧の「人圧《ひとあつ》」が頸椎2番にプレッシャーをかけます。そして、自律神経が緊張状態にスイッチを入れます。首まわりの筋肉の硬直が続き、頭痛が発生します。

休日や授業・試験の終わりなど、ホッとした瞬間にスイッチが緩み、一気に偏頭痛が出てきます。

頭痛の子どもは、とてもセンサーが敏感で感受性が豊かです。自律神経が血流を自動的にコントロールしているわけですが、この自律神経というセンサーが過度に反応してしまっているわけです。

多感な時期ですし、頭痛になる子は神経がきめ細かく、気の使える優秀な子が多いです。全部自分で抱えて、頭で解決しようとしてしまい、いっぱいいっぱいになっています。そこをわかってあげてほしいと思います。

「信じて待つ」という言葉があります。治療の要諦は、その子が治ることを信じて待ってあげる心の余裕にあります。大丈夫です！　頭痛の子は、センサーが優れているので優秀なのです。じっと待ちましょう！

そうした子どもの頭痛ですが、原因としては主に次の3つが挙げられます。順に説明していきましょう。

①姿勢（猫背）

頭痛の原因の第一は、猫背です。姿勢は本当に大事なのですが、今はスマホのやりすぎなどによって、「スマホ首」などと呼ばれる時代になりました。

あごが前に出る姿勢によって頭痛が起こるのですが、理由は単純です。頭に血液が流れにくくなり、いつも酸欠状態になっているからです。

また猫背は、「ストレートネック」と言って首がパンパンになっている状態も起こします。息子さんや娘さんの首を触ってみましょう。きっとパンパンに張っていることでしょう。

②目の疲れ

頭痛の第二の原因は、目の疲れです。視神経を後ろから圧迫する頭痛や後頭部の頭痛が増えています。

これは、間違いなくゲームやタブレットなどを長時間凝視することによって、視神経が極度に緊張して頭痛を発生させていると考えられます。後頭部の筋肉を緩めることと目を閉じて休ませることが大事です。

③ 自律神経

3つ目の原因は、自律神経です。子どもの頭痛の多くは、何かの出来事がきっかけになって起こることが多いです。

例えば、部活の先生に怒られたり、進学で他の生徒についていけなかったりと、自分へのコンプレックスを感じること（劣等感）によって、自分を責めてしまうために、自律神経がいつも戦闘態勢になってしまっているのでしょう。

気を使う子は頭痛になりやすいです。だから、頭痛に悩んでいる子どもは、とても心が優しいのです。正義感が強くて、真面目で、一つのことを一生懸命にやるタイプの子が多いです。

でも、心の中ではいつも葛藤しています。本当に大人と同じように、人間関係、進路の問題などでいろいろ悩んでいます。子どもも見えない不安と戦っているのです。そこを察してあげましょう。

以上の3点が複合的に組み合わさって、頭痛が発症しています。全部当てはまる子が多いかもしれません。

病院で頭痛が治らないのは、薬の対処療法ではこの3点をクリアできないからです。トリプタン系の薬で痛みを止めることはできても、頭痛を生み出す根元的な「姿勢」「目の疲れ」「自律神経」の改善にはつながりません。

それでも「姿勢」と「目の疲れ」は、目で見える原因ではあります。姿勢を正すことと目をラクにすることで解決しやすくはなるでしょう。

しかし、「自律神経」はそうはいきません。目で見えないからこそ、子ども頭痛の治療で一番難しいテーマなのです。

自律神経は、ご存知の方も多いと思いますが、心の問題です。心理カウンセリングなどで子どもたちの心の扉を開こうとしてもなかなか難しいのが現状です。思春期という自分から話をしたがらない時期でもあります。

内気な子なら、なおさら「うちの子は何を考えているかわからない」と思っているお母さんも多いことでしょう。彼らは無言で「何かがイヤだ！」ということを伝えているのですから、薬なんかで頭痛がおさまるわけはないのです。

では、このつかみどころのない自律神経とは、どんな神経でどんな働きをしているのでしょうか？　次の項目から説明していきましょう。

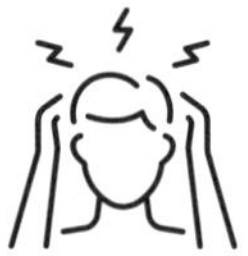

自律神経は自動的に働いている

自律神経とは、読んで字のごとく、自動的に自分をコントロールする神経のことです。「自動的」という言葉が、ミソです。

例えば、あなたは呼吸をしていますか？　していますよね。だから生きていますね。しかし、「吐いて、吸って〜」なんて意識しなくても自動的に呼吸していますよね。これこそが、自律神経が勝手にコントロールして呼吸をしてくれている証しです。

胃腸の働きもそうです。今日のランチは何を食べましたか？　ラーメンですか！　いいですね。それで、まだ胃の中にありますか？　ないですね！　自動的に消化されていますよね。おめでとうございます！

胃も腸も自律神経の命令によって、「ラーメンを消化しなさい」と言われて、消化してくれたのです。たとえそれが、授業中でも部活の先生に叱られているときでも、自動的に動いています。

午後になって、給食のカレーライスの匂いがしてくれれば、お腹がグ～ッと鳴ります。これもまた自律神経の反応なんです。

すごい機能でしょう。面白いのでもっと出していきましょう。

例えば、好きな人ができて告白したとき、心臓がドキドキしましたよね？　手に汗をかきましたね？　あれも自律神経がドキドキさせているのです。厄介ですよね！　ここぞというときに緊張してしまうのです。あるいは、教科書をみんなの前で読むときに、顔が真っ赤になって、声が震えてしまいますね。

これらも自律神経の仕業です。意識すればするほど、つかみどころのない神経です。

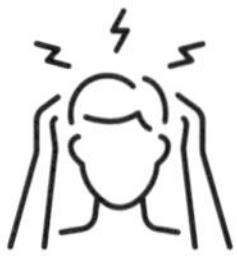

交感神経と副交感神経の絶妙な関係性

自律神経とは、「交感神経」と「副交感神経」の2つの神経のことを言います。脳幹（脳の司令塔）から始まり、背骨を中心に全身に行き渡っている神経で、交感神経は緊張したときに働き、副交感神経はリラックスしたときに働きます。

人間は生きている間、ずっと緊張とリラックスを繰り返しています。そして、現代人はストレス社会のため、緊張状態で過ごしている人が多いです。

慌ただしい毎日に追われて、人々の自律神経は、常に交感神経が優位な状態になっていると言えるでしょう。そして、たまに旅行に行ったり、自宅で週末に友人と会ったりしてリラックスしたときに、副交感神経が少しだけ優位になるのでしょう。

このように、まさに自律神経は感情のスイッチによって働いています。

ゲームをするとき、友達と遊ぶとき、「楽しいな〜」という気持ちが緩んでリラックスした状態だと副交感神経にスイッチが入ります。その逆で、「やりたくないな〜」「イヤだな〜」などと気持ちが張り詰めてくると交感神経にスイッチが入るのです。これは、私たち人間がもともと野生の動物だったことを思い出すとよくわかると思います。

例えば、あなたが獲物を襲うトラだったとしましょう。獲物を捕らえるときのトラは、全身の筋肉を硬直させて獲物に襲いかかります。すごい眼光で走ります。そのときのトラは、完全に交感神経にスイッチが入っています。呼吸を浅くして、内臓の消化活動も停止して、心拍数を上げて、筋肉に力を入れます。

胃が動いていたら戦うことはできません。眠気があっては狩りに集中できません。そう、ゆったりしている場合じゃありません。緊急事態だからこそ、すべての機能が緊張状態になるのです。

そして、獲物を捕らえるとホッとして副交感神経が働きはじめます。胃液が出て、内臓が動き、心拍数がゆっくりになって呼吸が深くなり、よく眠れるようになります。

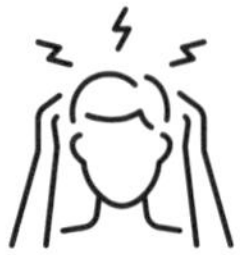

自律神経は心にも体にも影響を与える

自動的に緊張とリラックスのスイッチを入れ替えて体を動かしている自律神経ですが、ときにトラブります。それが、自律神経失調症という症状です。

うつ病と並べられる有名な症状ですが、軽度のものから重度のものまでさまざまです。特にストレス過多で昼夜逆転の生活などを繰り返していると、常に交感神経にスイッチが入りっ放しで、体に異変が出てきてしまいます。

自律神経失調症というと、精神不安症のイメージがありますが、意外と本人が気づいていない場合が多いのです。頭痛が出てきたり、胃が痛くなったり、胸がギューッと締めつけられるようになったり、眠れなくなったり、肌にブツブツができたり……と、何か体に異変が起きはじめます。

自律神経の役目は、多岐にわたります。無意識に働いているので、ある日突然、体に出てきます。

現代人は、胃が痛いと胃腸科に行って検査を受けます。頭痛がすると頭痛専門外来に行って検査を受けます。いずれも「異常なし」の結果をもらって安心はするものの、「では一体、この痛みは何？」という疑問だけが残ります。それが、目に見えない自律神経の仕業であることに注目しましょう。

例えば、A子さんが人事異動で4月に新しい職場に行ってから頭痛が始まった場合、同僚の「もう最悪だよね〜」の口癖が気になっているのが原因だったりします。脳にも胃にも異常はないのです。異常があるのは、A子さんの心の状態です。

「この子、イヤだ！」という感情と自分の意見が言えないやるせなさが、A子さん自身を攻め立てます。「何なんだ、あの子は！　自分だけイライラをぶつけて、職場を変えてくれないかな」と苛立っているとしたら、A子さんの体は完全に交感神経優位の戦闘態勢に入っています。やばい状態です。頭痛になってきます。

自律神経は、ある出来事によって心が反応して体に投影されます。受験、テスト、試合、友達関係、先生との相性、親との関係など、自律神経のバランスを崩す要因はたくさんあります。

よくテスト前後に頭痛になる子どもがいます。発表会もそうです。本番前になって急にお腹が痛くなります。大好きな人との初デートも眠れません。大会の決勝戦に限って失敗しちゃったりするんです。悔しいです。

これらの現象すべては、自律神経がセンサーのように素直に反応して痛みや不調として体にメッセージを送ってくるのです。これを東洋医学では、心身一如《しんしんいちにょ》と呼んでいます。「心と体は一体だよ！」という意味です。

背筋が伸びて胸を張っているうつ病の人はいません。怒られてばっかりなのに、「大丈夫ですよ」なんて笑顔で働き続けることはできません。「心がイヤだ！」と言っているものは、いつか蓄積されて体にドカン！と出ちゃうのです。

それが、頭痛であり、胃痛であり、便秘であり、めまいであり、不整脈であり、不眠であり、顔面神経痛であり、がんなのです。

自動的に働く自律神経だからこそ、体の不調を見て、その設定が間違っていないかを確認するチャンスでもあります。ひどい状態になる前に、何か体にメッセージとして出ているはずです。素直に体の声を聞いて、普段の過ごし方を改善していきましょう。

自律神経は心と体の架け橋

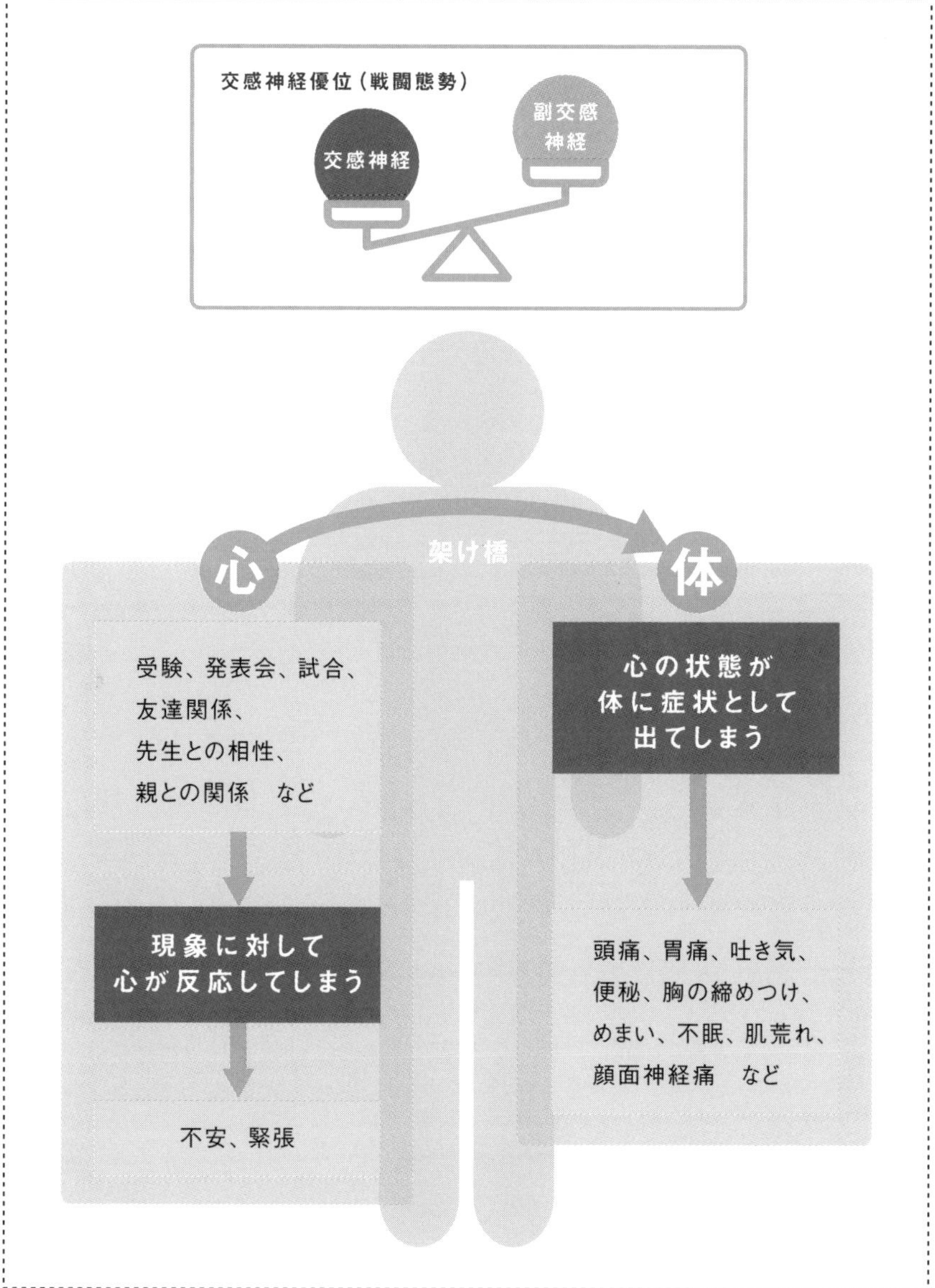
交感神経優位（戦闘態勢）
交感神経
副交感神経
架け橋
心
体
受験、発表会、試合、
友達関係、
先生との相性、
親との関係　など
現象に対して
心が反応してしまう
不安、緊張
心の状態が
体に症状として
出てしまう
頭痛、胃痛、吐き気、
便秘、胸の締めつけ、
めまい、不眠、肌荒れ、
顔面神経痛　など

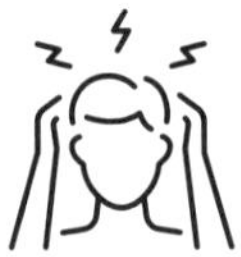

自律神経の理想的なバランスの取り方

もしも自律神経のバランスが崩れてしまったら、何よりもまずは休息です。そして睡眠です。朝ちゃんと起きて、朝日を浴びて食事を取りましょう。
ウォーキングやストレッチなど適度な運動をして血行を良くすると、より気分も晴れてきます。生活はリズムと言いますが、早寝早起きを心がけて自然の循環とともに暮らしていくことをお勧めします。

また、自律神経を調整していくにあたり、自分でもコントロールできるという面白い特徴があります。それが、「呼吸」と「頚椎2番」です。

呼吸は、空気を吸って吐く活動のことです。普段は、意識して行っていない呼吸ですが、深くしたり、浅くしたり、変幻自在に変えることができます。頭痛の人や自律神経失調症の人は、呼吸が浅いので、わざと腹式呼吸で深く行うといいです。深い呼吸を行うと自律神経が整ってきます。

呼吸が深くなると、目がスッキリして眠りが深くなり、疲れが取れます。肌ツヤが良くなり、気分が爽快になります。日本の健康法は、大正時代までこの呼吸法こそが養生（健康を維持する方法）の根幹でした。ぜひとも深い呼吸で学校生活を送りましょう。

そしてもう一つ、自律神経にアプローチする方法があります。それが、頚椎2番という骨にタッチしていくことです。これによって自律神経の不調を整えていくことができます。

緊張すると、首の筋肉がパンパンに張ってしまうのは、頚椎2番のセンサーが周囲の状況を察知して、自律神経が作動して首を硬くしているからです。緊張するたびに首はパンパンです。首を緩ませると、体全体の血行が良くなって元気がみなぎってきます。

呼吸法と頚椎2番にタッチして自律神経のバランスを取っていきましょう。自律神経とは、人間が生きていく上で自動的に作動しているオートメーション装置です。あなたの感情や心の状態が体に反映される「心と体の架け橋」です。自律神経をうまくコントロールすることができれば、毎日を健康で豊かに過ごすことができます。

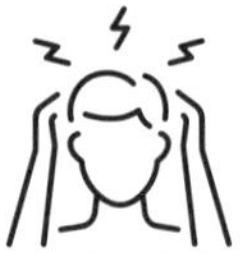

自律神経の改善で頭痛が治った症例

子どもの頭痛の改善がどのように治っていくのかを証明するのは、とても難しいものがあります。頭痛は目に見えないものであり、特に自律神経の動きは本人ですら感じ取るのは大変です。

ここで、無意識の動きが生み出す頭痛という症状を目で見える形であらわした症例を紹介します。それが、お医者さんから勧められた「頭痛グラフ」です。頭痛グラフは、頭痛を意識してしまうためにあまりお勧めしていないのですが、頭痛が出るパターンをチェックするためには有効なものになります。

これは、愛知県東海市にある「はる頭痛整体院」の吉川明美先生からの症例で、頭痛を発症したのが、高校1年生のあかりちゃんという女の子です。チアダンスが好きで部活もチアダンスをやっています。

もの静かな優しい子でしたが、急に頭痛になってしまいました。市販のイブも効かなくて悩んでいました。

病院にかかって出された薬は、効くときもあれば、効かないときもありました。そして、学校も部活も休んでいました。

下記は、本人が書いた「頭痛グラフ」です。

頭痛セラピー「日だまりショット」を受けてからは、最初は頭痛が出たり出なかったりを繰り返しましたが、8月に入ってからぐ～んと頭痛の頻度が減って、今ではまったく頭痛がありません。

これは、日だまりショットにおける治療の効果とともに、治療者があかりちゃんに寄り添ったことで「信頼」が生まれ、自律神経が緩和に向かったことからひどい頭痛が改善していったと考えられます。

特に思春期の多感な時期においては、自律神経に注目す

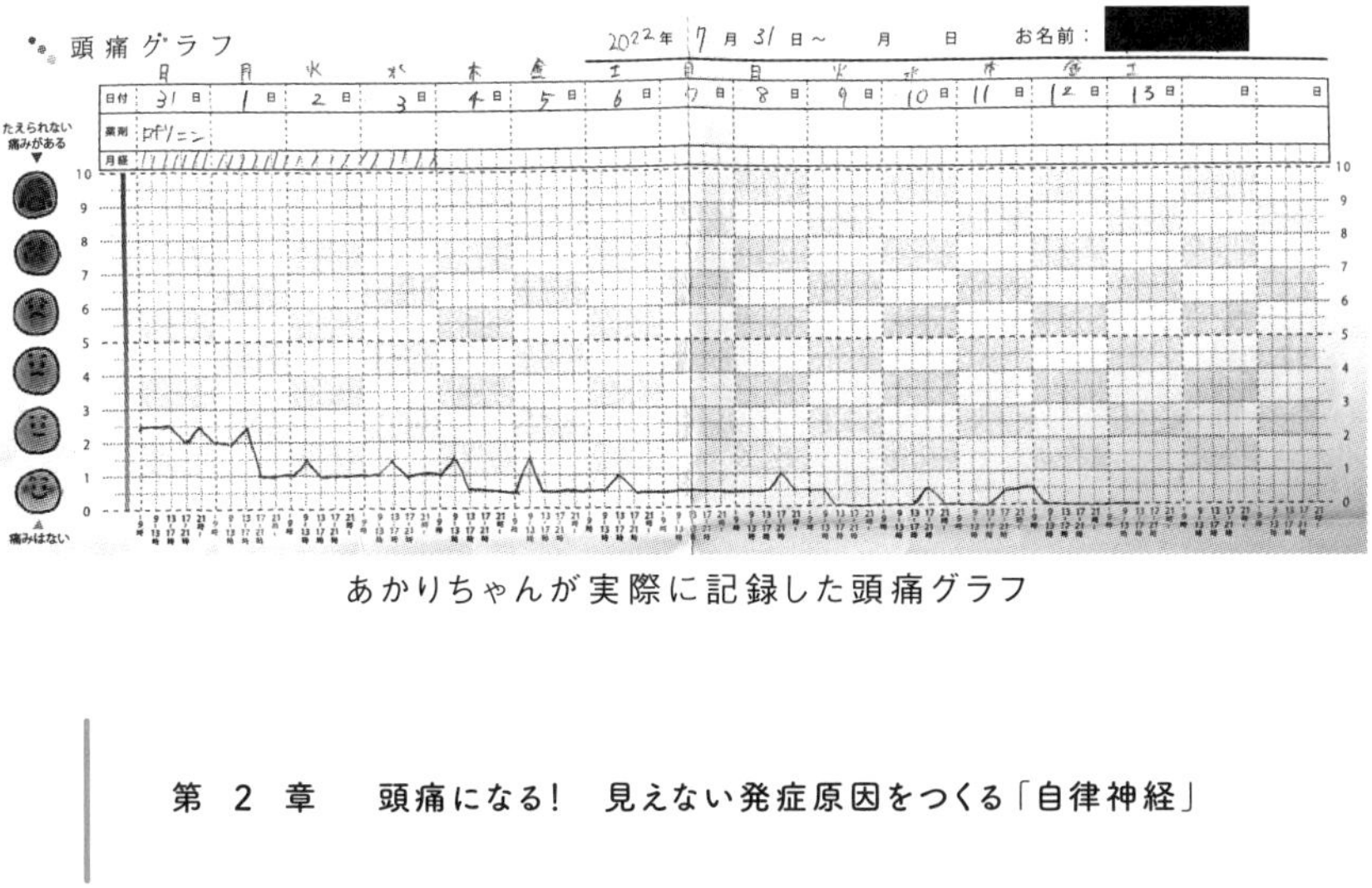

あかりちゃんが実際に記録した頭痛グラフ

ることによって、頭痛が良くなっていくことにつながります。これは、目で見えない世界を目で見える形で表現した素晴らしい症例だと思います。

第3章

頭痛を治す！後頭部に軽く触れる「日だまりショット」

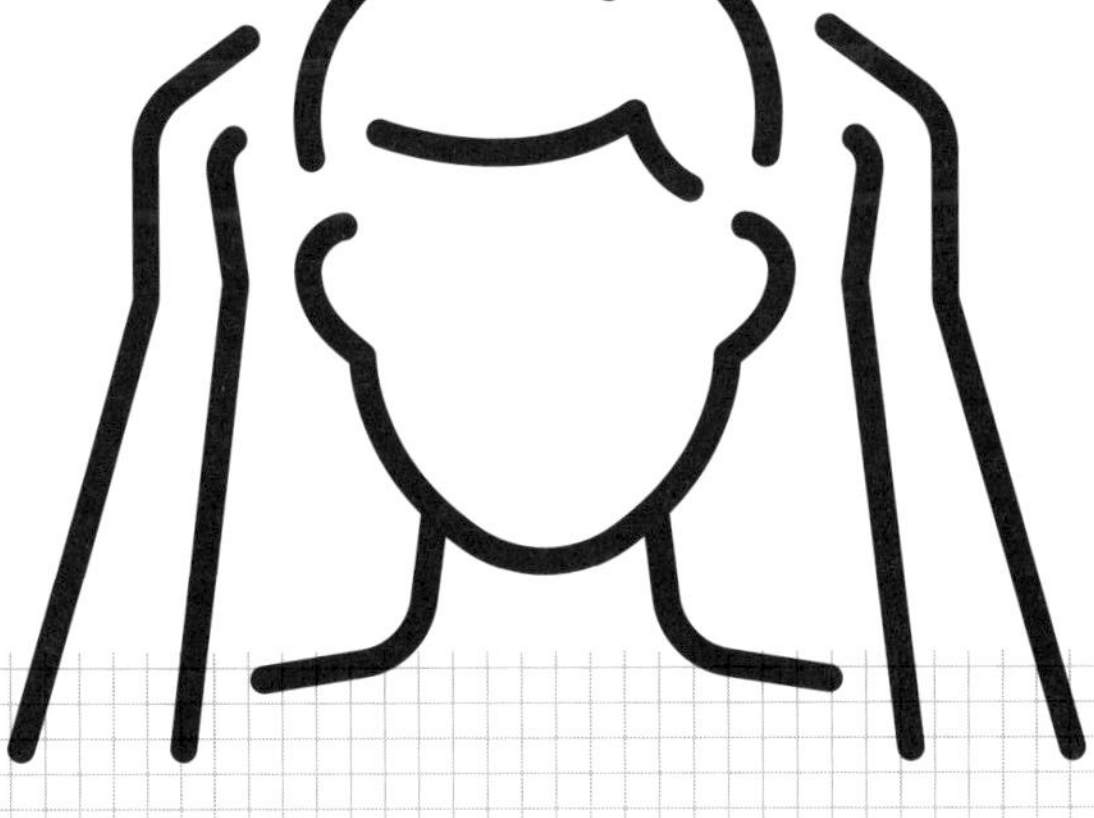

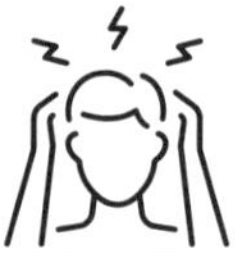

子どもの頭痛は手で触れるだけで消えていく

あらためてお伝えしますが、手で触るだけで子どもの頭痛は消えていくことを知ってください。子どもの頭痛治療の基本は、後頭部と自律神経の調整です。

子どもの頭痛の治し方では、猫背・ストレートネックから来る後頭部の硬さと自律神経に対するアプローチがとても重要になってきます。

お子さんの普段の姿勢をよく観察してみてください。きっとあごが前に出て猫背になっていたり、首がまっすぐになっていたりして、筋肉がカチカチに張っていることがわかると思います。その場合は、緊張型頭痛を発症するタイプになるので、後頭部の硬さを緩める「日だまりショット」を使います。

あごが前に出て後頭部と首の隙間がほとんどないため、お子さんの頭部への血流がうまくいってないと思われます。そこで、後頭部と首の隙間を少し広げるようにします。

自宅でやる場合には、日だまりショット簡易版（106〜107ページ）をお母さんがやってみることをお勧めします。お母さんがお子さんにやってあげるのは、それだけでスキンシップになり、癒し効果があるので、ぜひ親子関係づくりにも使ってみてください。

勉強の姿勢やゲームをやるときの姿勢が悪くて、長時間同じ体勢（あごが前に出る猫背の状態）が続くと、頭痛になるだけでなく、気分も落ち込みやすくなり、やる気がわいてきません。姿勢を改善するだけで、大きな変化が起こることもあります。

今、使っている枕を少し低め（3センチくらい）にしてあげるといいでしょう。ストレートネック用枕も用意しています（114ページ）。

今、説明してきたのは、いずれも後頭部に対するアプローチです。子どもの頭痛には、もう一つ痛みを引き起こす大きなテーマがあります。そうです、自律神経です。

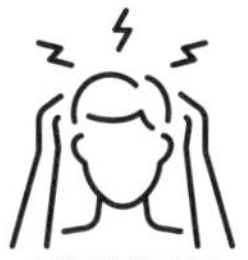

自律神経にアプローチする「日だまりショット」

頭痛セラピー「日だまりショット」は、自律神経調整法です。前に述べたように、自律神経とは人間の生命活動を自動的にコントロールしている神経です。

最近は、テレビでもよく紹介されているので有名だと思います。ヨガや瞑想などを行う理由がここにあります。

自律神経は、何かプレッシャーがかかって緊張したときに働く交感神経と、お風呂に入ったり、友達と遊んだり、自分の部屋で寝ていたりなど、リラックスしているときに働く副交感神経の２つの神経によって成り立っています。

緊張しすぎても、リラックスが続きすぎても、体には良くないです。適度な緊張と定期的なリラックスの時間があるといいのですが、現代人、特に子どもは、学校や塾、受験、部活、ケータイ、ＬＩＮＥ、ＳＮＳなどで神経がいつも緊張状態になっています。休むことなく、何かに集中しています。緊張状態が長く続きすぎると、自律神経のバランスが崩れて、自律神経失調症という症状を起こします。

これは、精神的なことを意味する場合が多いですが、それに伴ういろんな症状があります。その代表的なものが頭痛です。

他にも自律神経のバランスを崩すことで、めまい、ふらつき、食欲不振、不眠、イライラ、うつ症状、燃え尽き症候群、肌荒れ、胃痛、吐き気などが起きてきます。逆に自律神経のバランスが整うことで、血流が良くなり、肌ツヤも整い、よく眠れるようになって、内側から生きる意欲がわいてきます。

もちろん早寝早起きなどの生活習慣を基本に立て直していくのですが、頭痛が起きている段階だとなかなか生活を元に戻すのが難しい場合も多いです。

そういうときは、自律神経の反応点である頸椎2番にタッチすることで、体が緩み、心がラクになって、自然な体の状態に持っていくことができるのです。

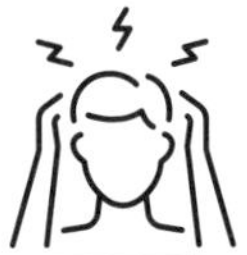

頭痛セラピー「日だまりショット」を開発した経緯

前著でも紹介していますが、ここで私が「日だまりショット」を確立できた経緯についてあらためて話したいと思います。

私は小学2年生のときに肩こりや首まわりのこりがひどくて、祖母に鍼の先生のところに連れていってもらいました。玄関には靴がいっぱいあって、そこは人気のおじいさん先生の治療院でした。そこで「君は、頸椎2番が左にズレとるな！」と言われました。

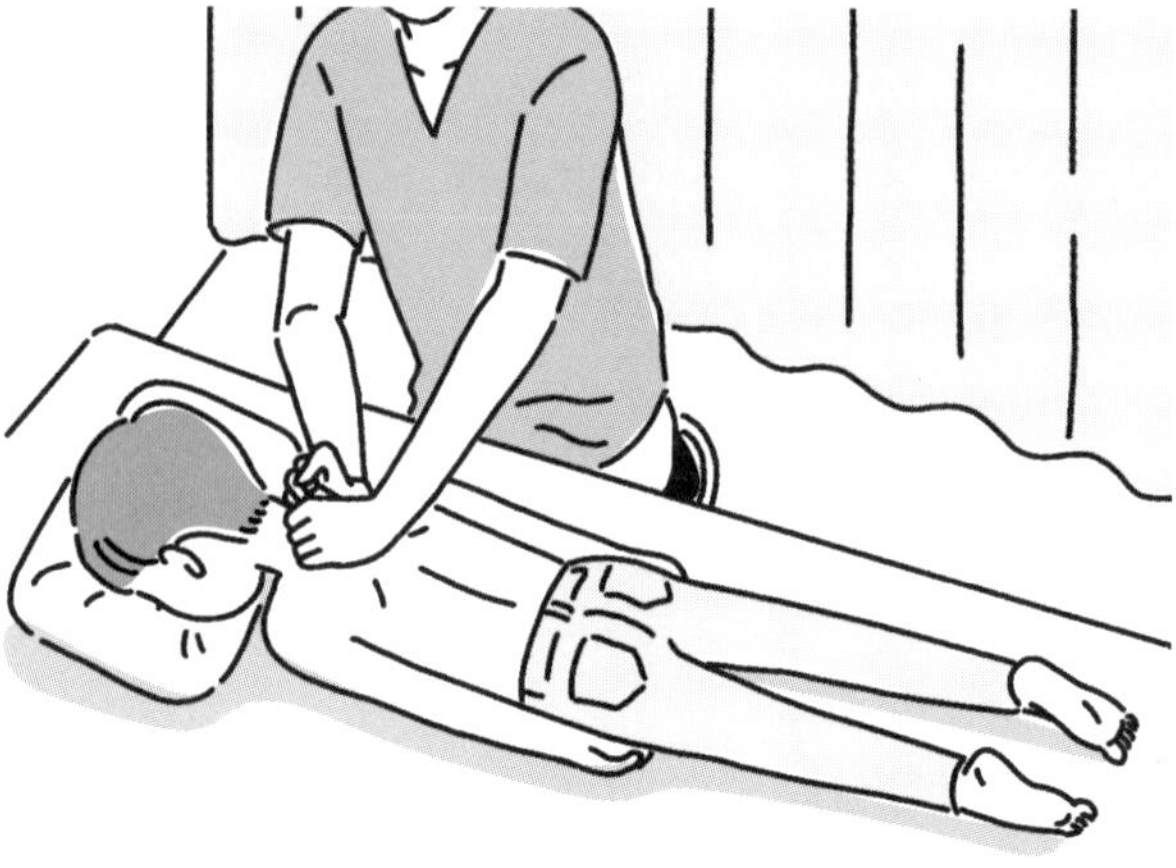

私はたまに、頭痛が起こると首をいじって遊んでいて、確かに首の上のほうがボコッと左にズレているのを感じていました。

「頸椎2番」という言葉が、小学生ながら自分のことなので、とても興味深く感じました。

それから中学2年生になり、ついにひどい頭痛が発症しました。「何だ、これ!?　頭の中に何かできたかな?」と心配になり、母に言って市民病院に連れていってもらいました。そのときにお医者さんに言われたのが、「自律神経失調症」という病名でした。

薬をもらって、1週間くらいで良くなりましたが、「自律神経なんて難しい問題が僕の人生に出てきた!?」とびっくりした記憶があります。

「頸椎2番」と「自律神経」という2つのキーワードが、このときに合わさったのです。

私はもともと緊張するタイプなので、不良にからまれると首がパンパンに張って、翌日は頭痛と風邪を発症するというのを繰り返していました。私の体に緊急事態宣言が発令されるのです。

首の骨がセンサーになっていて、「おい！　大介、やばいぞ！」と警報が出ると頭痛になります。そして、翌日は発熱です。この法則を知ってから、私は首を大事にするようになりました。

そして、いよいよ頚椎2番のズレについて興味がわいてくるのです。誰しも経験する就職活動ってやつがやってきました。

私は、サラリーマンになりたくなくて、音楽の道に進むことにしました。そのため親へ反抗して東京に出ていったりして、とても行き詰まりを感じていました。いつも頭が痛くなると、カラオケボックスにフリータイムでギターを持って閉じこもり、寝ていました。

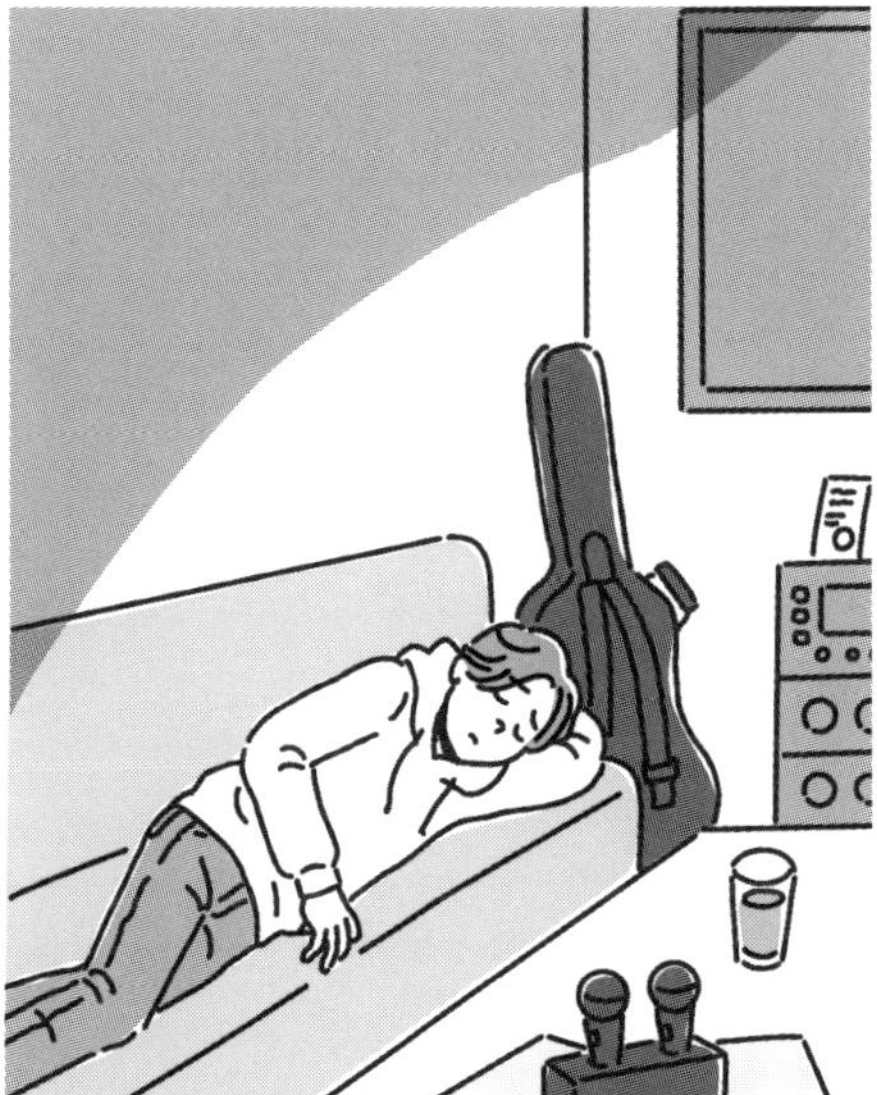

そして、寝転がりながら、自分の首の骨をいじっていました。「頚椎2番」の調整を自分でやっていたのです。そうすると、頭痛が軽くなるのと気分が解放されて、心がラクになるのです。「これはいい方法だな〜」と思って、毎日1回はやっていました。

やっぱりなのですが、私は音楽の道で挫折して、田舎に帰ってきます。それがちょうど30歳の頃です。親に謝ってご飯を食べさせてもらうのが、とても情けなかったです。

夢を描き、「音楽の道でスターになる！」と言って家を飛び出したまでは良かったのですが、ある出来事があり、帰ってきてしまいました。

「これから何をやって生きていこうか!?」

そんな迷いの中、台風の8月の海で叫びました。

「一体、俺の人生、何なんだー！」

それからいろいろ悩みましたが、今さらサラリーマンはやれないということで、組

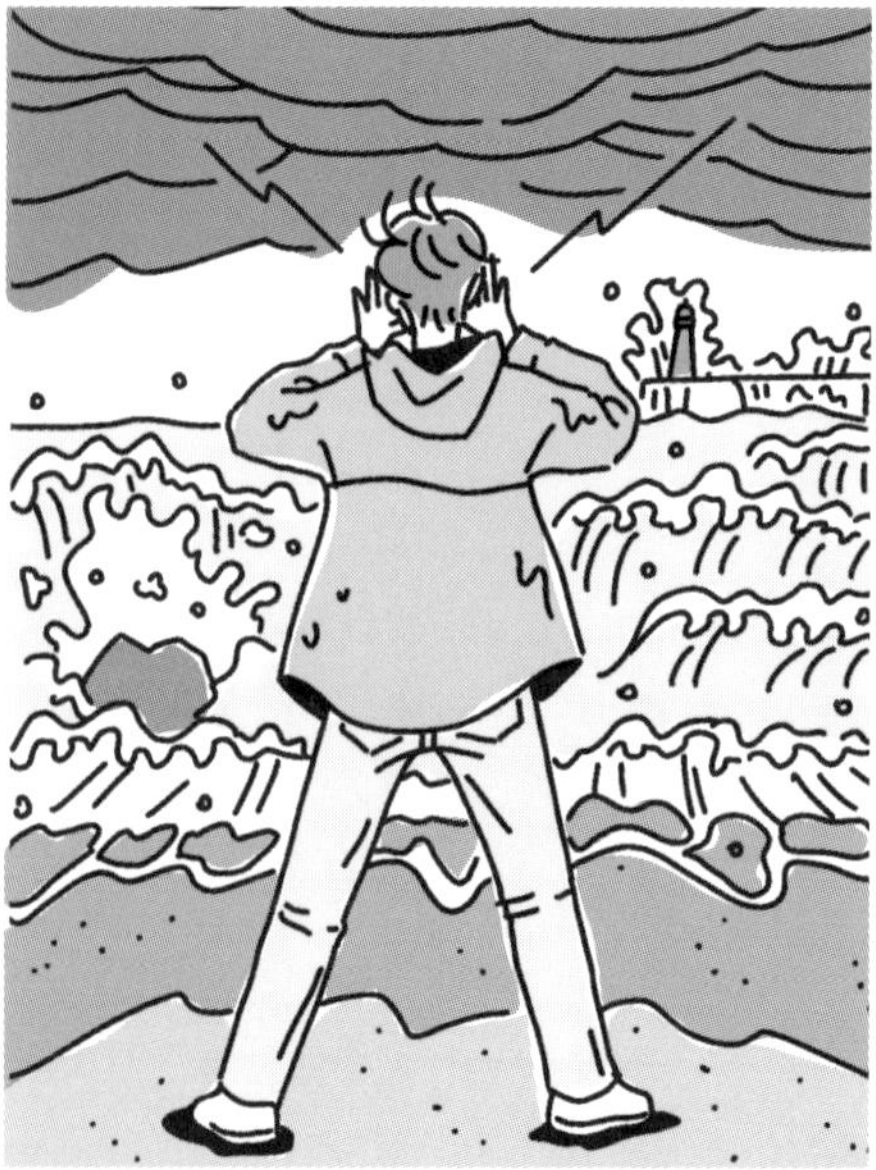

織じゃない1人でできる仕事……。そう、整体師になることにしました。整体学校の体験会にいっぱい行き、治療技術のうまいところを探しました。そして、やはり首が悪いので、私の首をうまく治療してくれそうな学校に決めました。

3年間、一生懸命に学びました。人生の遅れを取り戻そうと、人の3倍は努力しました。東洋医学の基礎から解剖学、骨の調整、筋肉の調整、気の流れの研究など、毎日実践練習を積み重ねました。

そして18年前、地元蒲郡市に「日だまり整体院」を開業したのです。「日だまり」は、太陽の温かさように、人の心も体も温める暖炉のような場所をつくろうと思ってつけた名前です。

しかし……、整体院にお客さんが来ないのです。開業して6年間は、来るのは親や親戚、ほとんど知り合いのお店の人とかばかりで、新規が来ないのです。電話帳で見て来てくれたとしても、「また電話します」と二度と来てくれませんでした。

私の人生は、また壁にぶち当たります。「もうダメかな～」と思った頃、私の友人が偏頭痛になりました。友人宅に自転車で駆けつけて、私が自分にいつもやる技（のちの「日

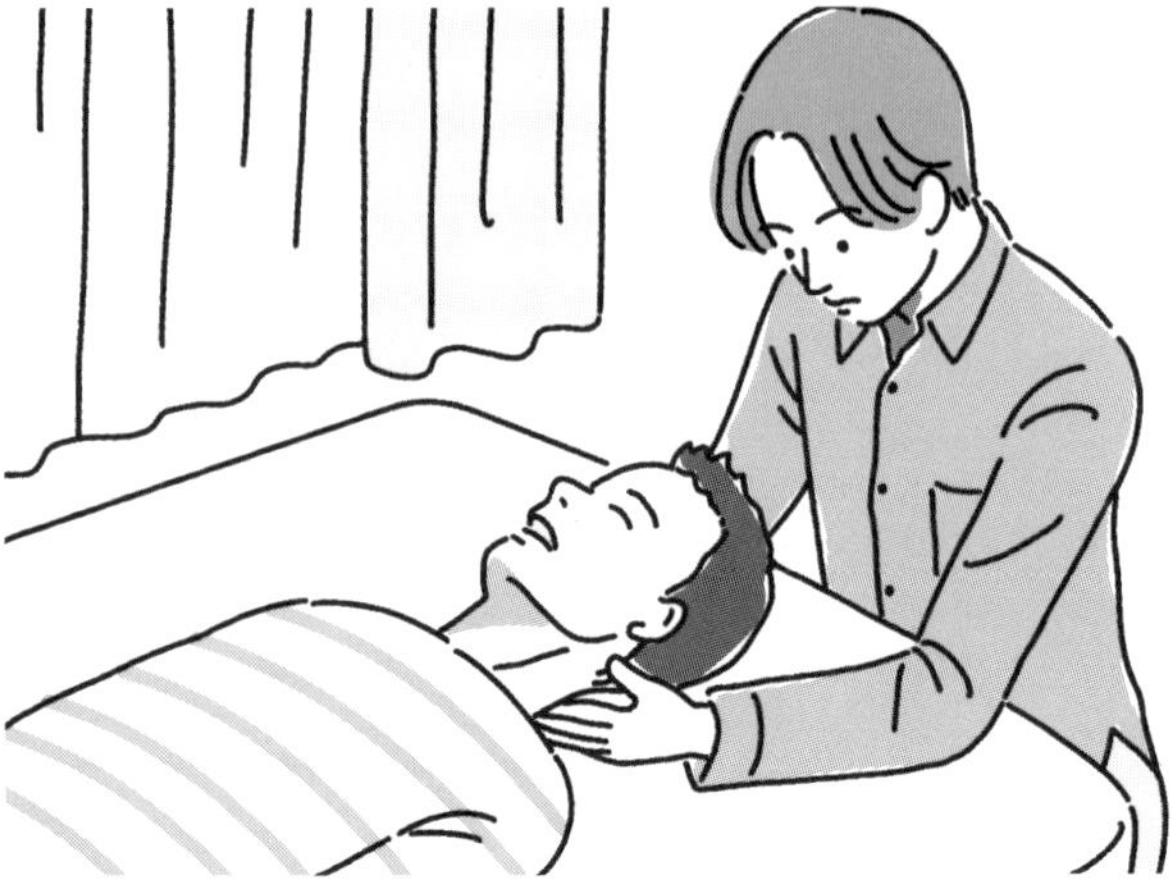

だまりショット」）を施したのです。その結果、友人は良くなりました。

「これ、いけるじゃん！」

これが初めての頭痛治療でした。今から11年前のことです。

それから、肩こりや腰痛をやる整体院ではなく、「頭痛専門」として旗揚げしました。すると、来る人来る人が日だまりショットで改善していき、真っ白だった予約表があっという間にいっぱいになりました。満員御礼になったのです。

頭痛患者さんは、日本だけで3000万人いると言われます。「これは僕の手のひらだけでは間に合わないな」と思って、全国で頭痛治療家を育成することを決意します。

それが、現在展開している「一般社団法人頭痛セラピー協会」になります。会員数も

100名を超えて、どんどん頭痛患者さんを救うペースが上がっています。

人生、わからないものです。八方塞がりだった私の人生、「音楽ダメ、モテない、人来ない」という状態から、たくさんの患者さんが泣いて喜んでくれる仕事に就くことができました。本当にありがとうございます。きっと頭痛患者さんの心の叫びが天に届いて、風来坊だった私に天職を与えていただいたと思っています。

ピーターパンシンドロームを抱えた大人になれない私が、なんと子どもの頭痛を治しているのです。まさに奇跡です。

子どもの頭痛には、社会が見えます。親子関係や教育の現場、今の社会の縮図が子どもの表情、考え方、生き方にあらわれていることがよくわかります。それが頭痛が治るとともに、イキイキした生き方になっていきます。

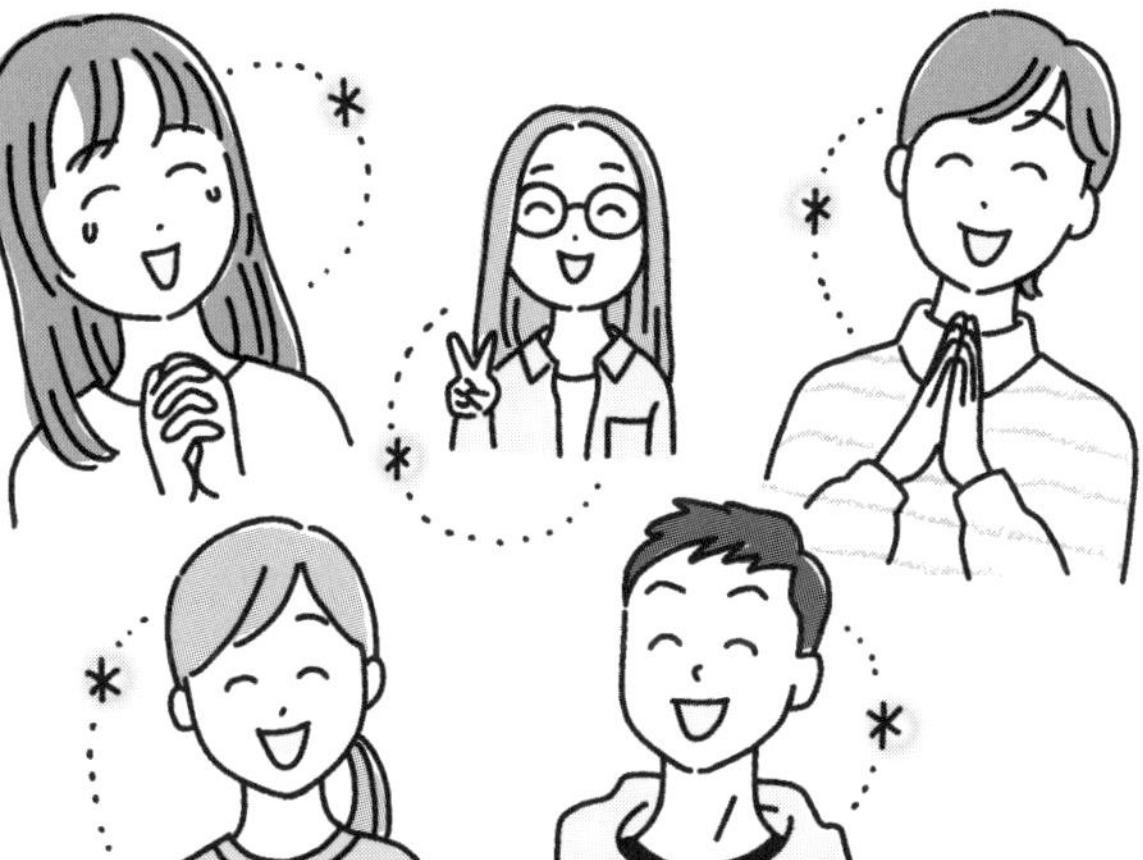

頸椎2番は、本当に不思議な骨です。人生を変える矢印です。もし、昔の私のように生き詰まってどうにもならない頭痛があるなら、「日だまりショット」で希望の光を見てもらいたいと切に思います。

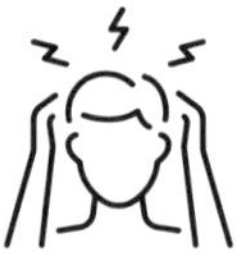

自律神経を整えるポイントは頸椎2番

ここまで「日だまりショット」を開発した経緯をご紹介してきましたが、そこでもよくわかるように、この方法は私自身の体で実感したことを治療に応用して導いた形になっています。

頸椎2番は、次ページの上図のように首の上から2番目の骨で、別名「軸椎《じくつい》」と呼びます。この軸椎に輪っか状の頸椎1番（環椎《かんつい》）がハマって首が回旋するのです。

しかし、土台になっている頸椎2番がズレている場合は、自律神経がさまざまな出来事に過度に反応してしまいます。人混みに行ったり、天気が悪くなったり……と、ちょっとの環境の変化で頭痛が起きてしまうのです。

頚椎1番と2番の関係

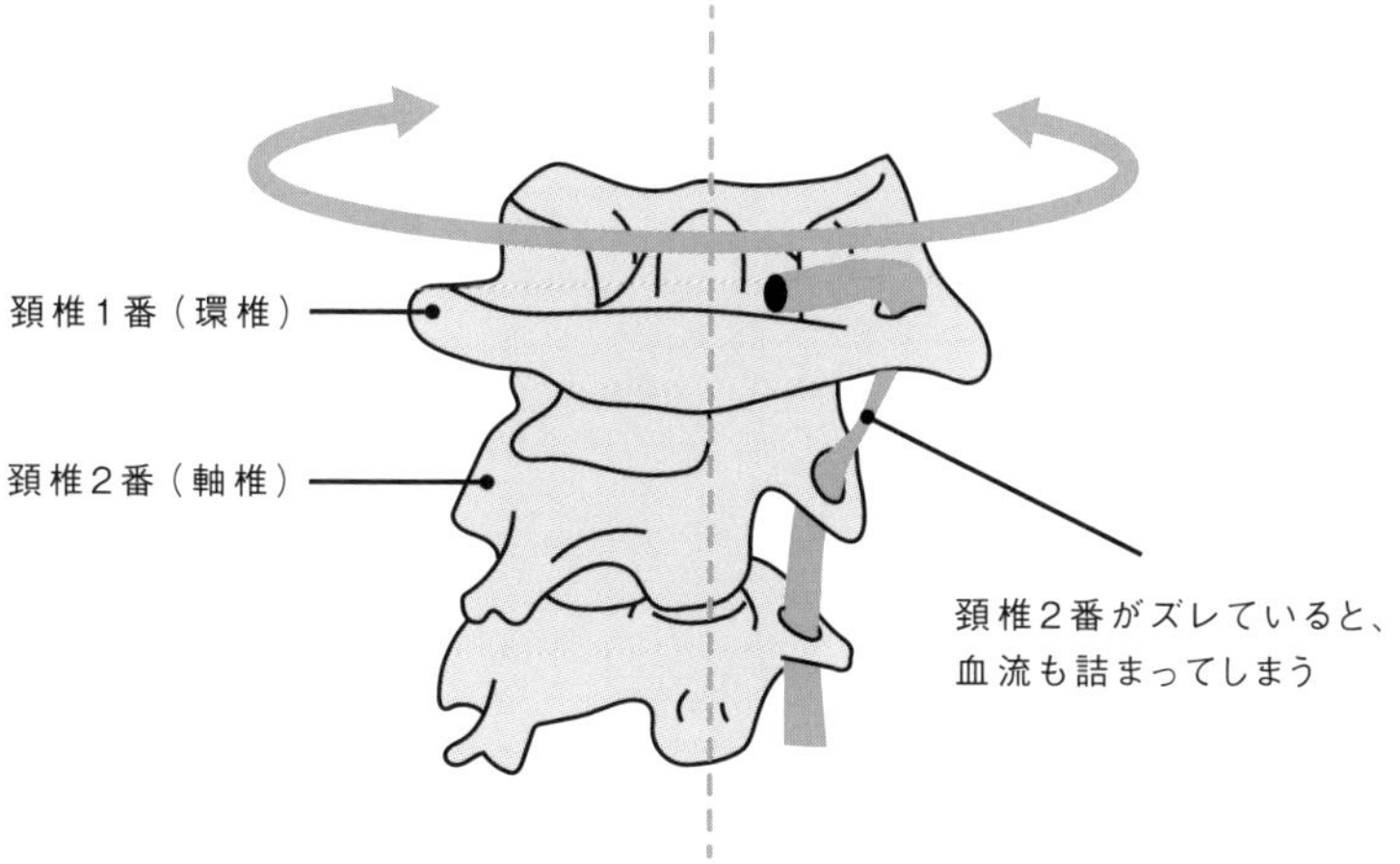

頭痛を引き起こす頚椎2番のズレ

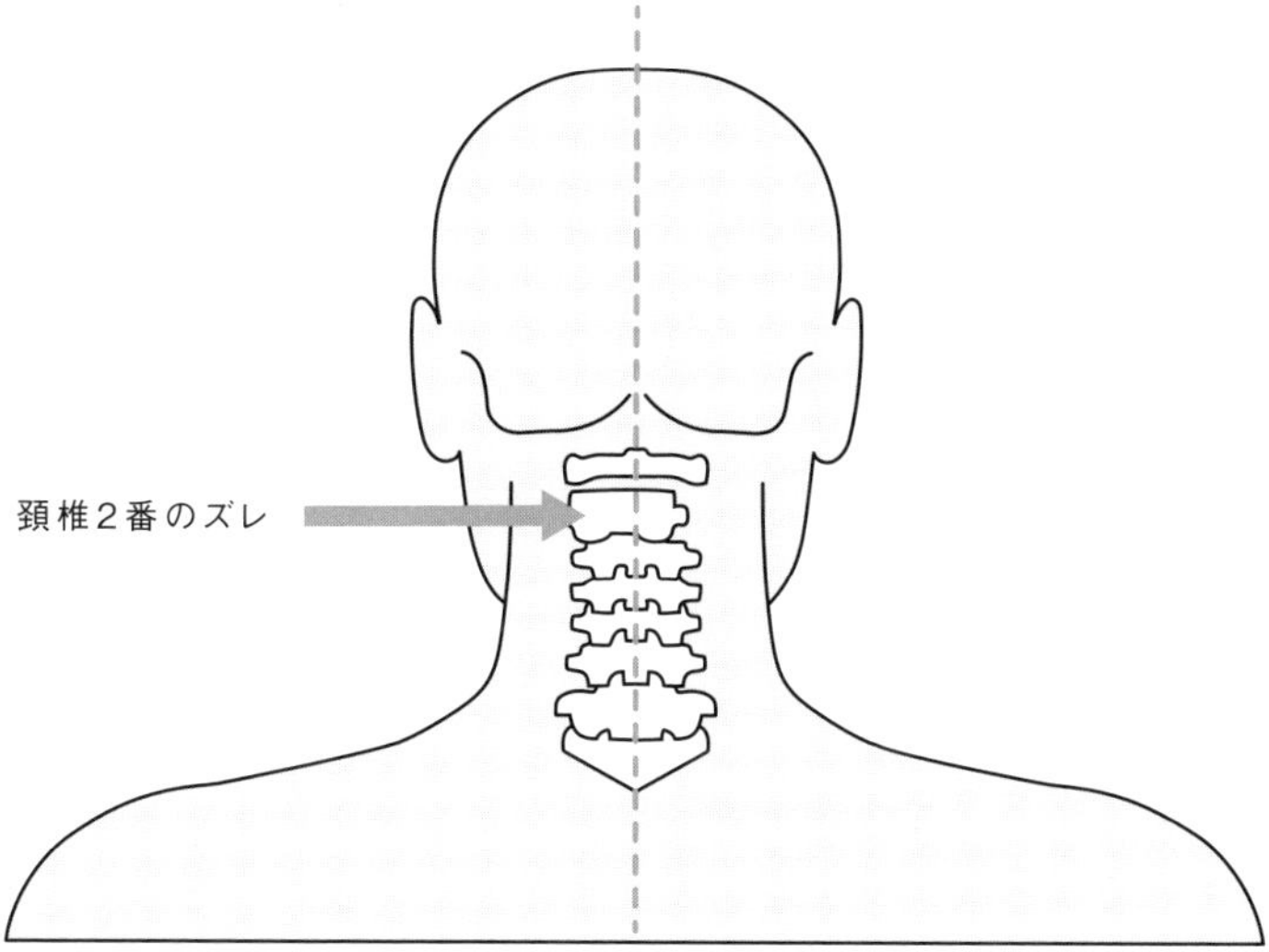

頭痛がない人には信じられないことかもしれませんが、友達の噂を聞いたり、運動場の光の反射を見ただけでも頭痛になってしまうのです。

前ページの下図は、頚椎2番が左回旋でズレているイメージで、私はこの頚椎2番を「思いやりセンサー」と呼んでいます。頭痛のお子さんは、心優しくて真面目な子が多いです。曲がったことが嫌いで、純粋で正義感があり、キチッとしています。

しかし、無神経な言葉を聞いたり、スジの通らない出来事があったりすると、その変動をセンサーが感じて耐えることができなくなってしまうのです。

日だまりショットによって、頚椎2番のクッションを緩めてセンサーが過敏に働かない普通の状態に持っていきます。そうすると、少しの変化ぐらいでは、頭痛が起こらなくなっていきます。

子どもは思春期という多感な時期にいるので、センサーはより過敏になっていることをぜひ心得ておきましょう。

第 4 章

頭痛は良くなる!

お母さんの愛が伝わる「自宅セルフケア」

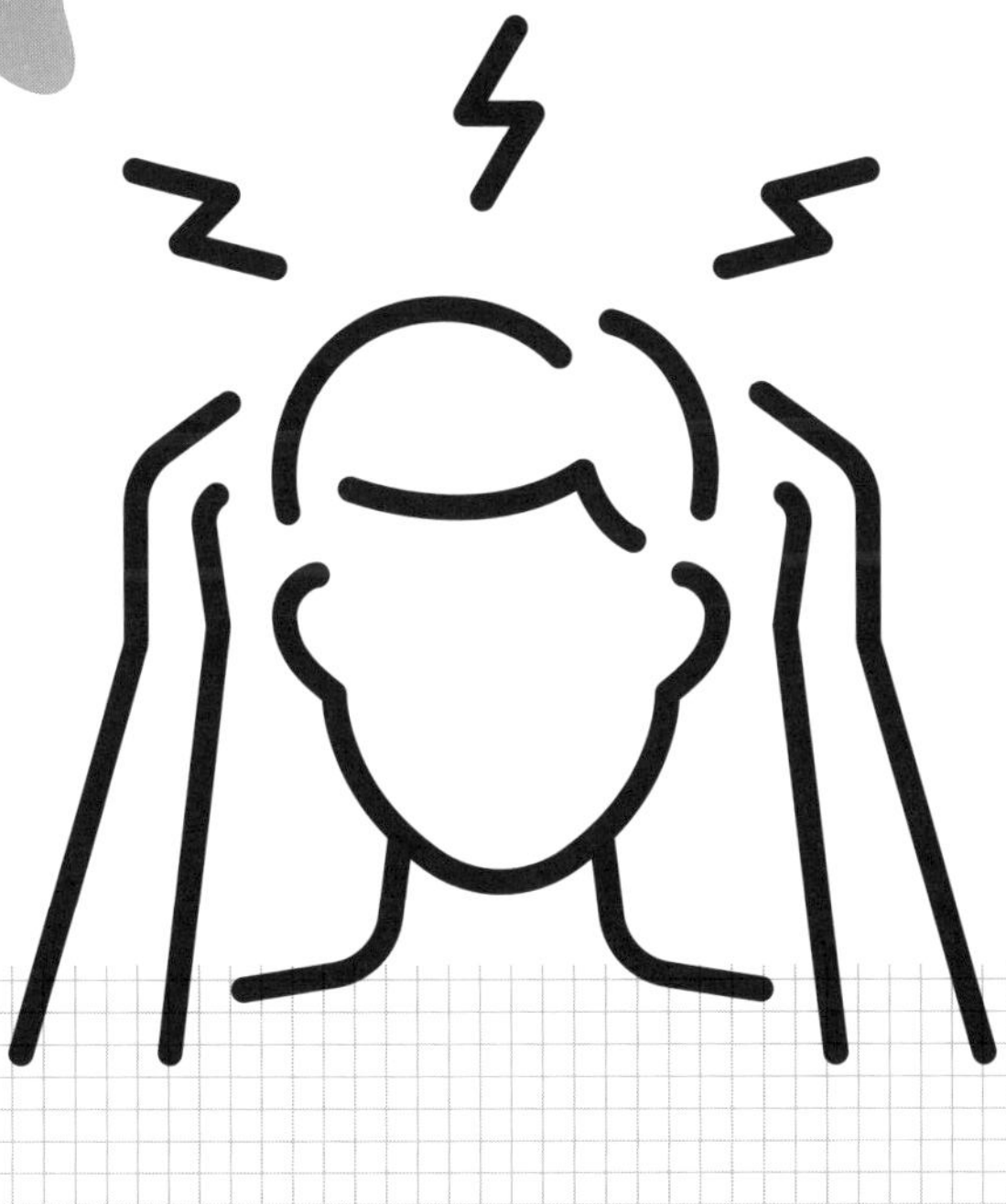

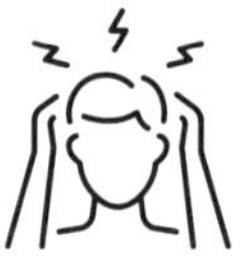

頭痛がある子どもに自宅で行う治療法

この章では、子どもの頭痛を自宅で対処・治療していく方法を伝授いたします。実際に、東京子ども頭痛や私の治療院でセルフケアとして指導している方法です。とても簡単なので、すぐにできると思います。

正直、子どもに「姿勢を良くしなさい」と言ってもなかなかできないのが本当のところで、くねくねしていたり、ダラダラしていたりというのが普通であって、逆に子どもの頃に姿勢が良すぎるというのも問題かもしれません。

ポイントとしては、姿勢はともかく、首の状態が悪いと頭痛の原因になってくるので、今頭痛があるお子さんに対して、親御さんやまわりの人がやってあげられる方法に絞って教えていきます。

セルフケア 1

日だまりショット簡易版～お母さんの手は魔法の手

日だまりショットは、偏頭痛や緊張型頭痛などの薬でも治らない頭痛に効果を発揮するのですが、子どもの頭痛の場合、特に多いのが「おでこの頭痛」と「後頭部の頭痛」です。これは、姿勢や目の疲れから起きることが多く、集中した後や緊張した後にズドーンと痛くなってきます。

この「日だまりショット簡易版」をお母さんがやってあげることで、「頭痛がなくなる」「頭が軽くなる」「よく眠れるようになる」「薬が数分で効くようになる」といった効果があります。起立性調節障害と言われた子どもでも、後頭部の血流が良くなることで、頭痛がなくなり、朝起きることができるようになったりします。

これは106～107ページの写真のように、お子さんをうつ伏せ状態で後頭部をメインに治療していく手技です。QRコードで動画もご覧ください。

日だまりショット簡易版は、視神経にダイレクトに効く技です。目の疲れから来る頭痛をはじめ、偏頭痛、眉間・後頭部（縦のラインと呼んでいます）の痛み、目の奥の痛み、めまい、副鼻腔炎・蓄膿（子どもに多い）、鼻詰まりによく効きます。

めまいでは、メニエル病と診断された方の多くがこの治療法で改善しています。後頭部にある組織が目の奥につながっていることから、目を収縮させる視神経のまわりの筋肉の疲れが取れて、眼球に血流が行き渡るため、施術後は視界がスーッと明るくなります。なので、勉強がはかどります。

また、生き詰まり（生きるのがつらい）症状もこの後頭部を緩ませることで解消していきます。うつ病などで気分が沈み込んだり、やる気が出ない子どもは、この後頭部の詰まりを緩めてあげると一気に解消したりします。ランドセルの前傾姿勢やゲームの姿勢などによって、後頭部は本当に硬くなっています。ぜひ、我が子の後頭部に日だまりショットをやってあげてください。

最近の子どもの姿勢は本当に悪いです。あごが前に出てケータイの画面を見ています。駅のホームや電車の中で見かけるあの子もこの子もみんなストレートネックです。これでは、頭痛が出ないほうがおかしいでしょう。頭痛の子どもの頭と首の骨の間は極端に狭いので、「それでは、生き詰まるよ！」と言ってあげたいです。

日だまりショットは、体にアプローチしながら、心の治療になっていくところも醍醐味だと思います。

「目は心の窓」という言葉があります。お子さんの未来が明るくなるように、お母さんの優しい手のひらでタッチしてあげてください。お母さんの手のひらは、子どもにとって魔法の手です。その手で、本当はお母さんに抱き締められたいのです。母と子は愛でつながっていますから、気の交流が起こりやすいのです。お母さんが子どものおでこの熱を測るように、ただタッチしてあげましょう。

次ページにやり方を載せておきますが、タッチの感覚が重要となります。繊細な部位なので、ギューギュー押さないように注意しましょう。お母さんの愛情が「何としても治してやる！」という気合いに変わらないようにしましょう。「痛い？」と聞きながら、そっと後頭部を触ってあげてください。

では、次ページからの写真を見ながら実践してみましょう。この解説とともに動画を見

日だまりショット簡易版

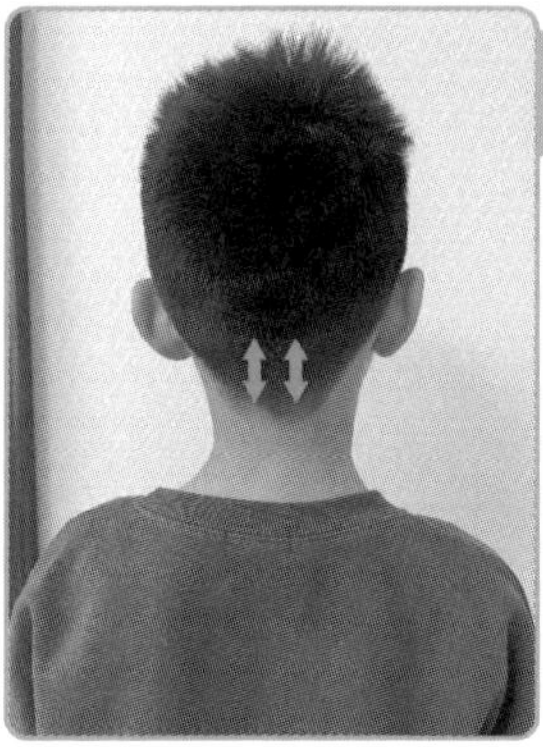

タッチポイント

お子さんの後頭部の下端には真ん中に窪みがあって、その両側の斜面を矢印のように上へ下へとタッチします（圧に注意）。手を置くだけの感じです。

特典動画はこちら

1

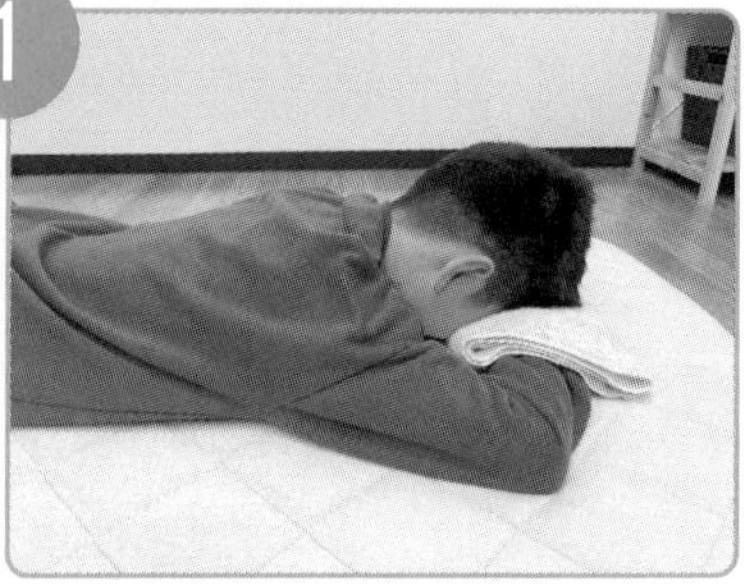

まず薄いマットレスか絨毯、畳の上にお子さんをうつ伏せに寝かせます。写真のようにおでこの下に手を重ねて置いて、間にタオルを挟んでクッションにします。

2

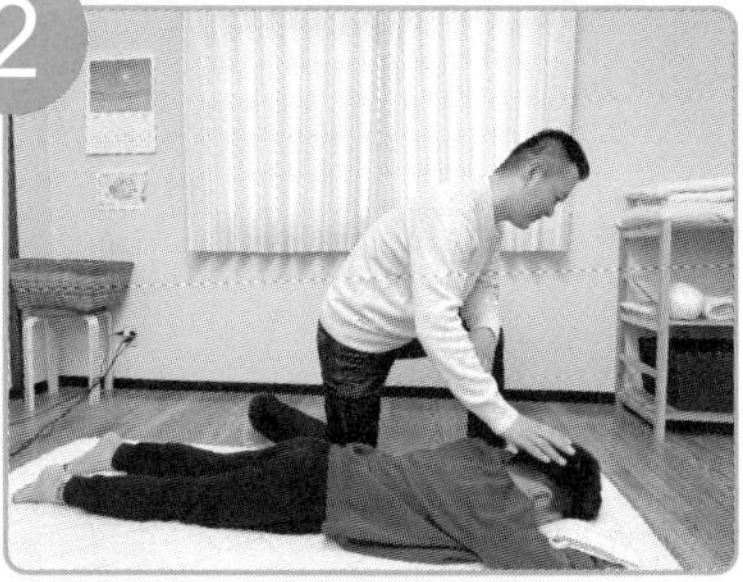

ここから治療のスタートです。お子さんの左右で頭の痛みが強いほうからやります。写真は左バージョンです。施術者は、お子さんの左側で立膝になります。そして、手をそっとお子さんの後頭部に置きます。

3

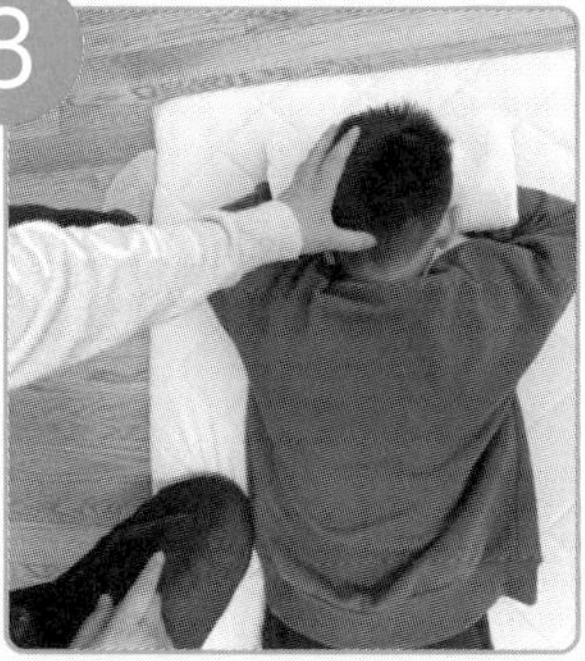

まず左手でお子さんの後頭部に親指の腹を当てて、タッチポイントにある矢印を親指でタッチしていってください（5秒タッチしてから2ミリ移動して計5ポイント）。

4

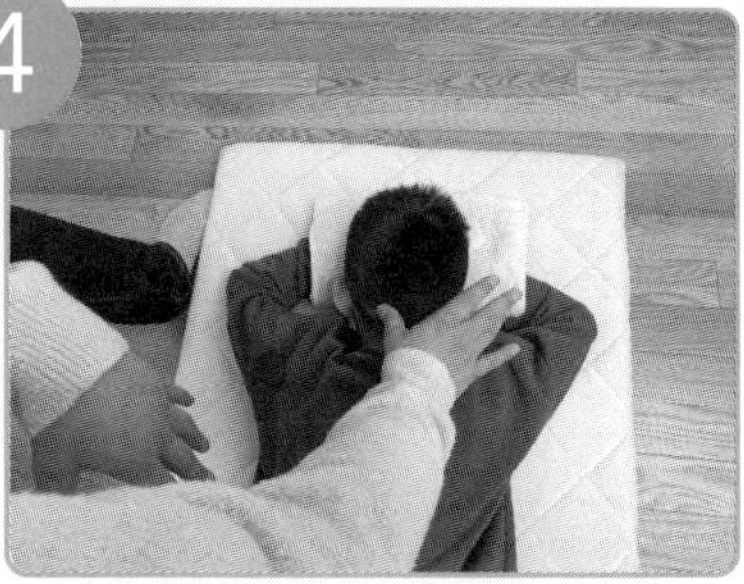

左手による施術が終わったら、今度は右手でも左手と同じ要領で行います。右手のバージョンのほうが腰が入るので、後頭部の奥まで圧が浸透して効果が出ます。目の奥に効く感じをイメージするといいでしょう。手を置くだけの圧でOKです。終わったらお子さんの右側に移動して、同様に③〜④を後頭部の右側に行います。

て、タッチをイメージして練習してみてください。

子どもが嫌がるときは、機嫌のいいときにやりましょう。きっと素晴らしい効果が生まれることと思います。そして、親子の仲も良くなるはずです。

セルフケア 2

水晶タッチ法～学校でもやってみよう

自分で頭痛を治す方法の代表選手が、この「水晶タッチ法」です。実際は、次ページの写真のように自分で治療をします。これはお子さん自身がやる形になります。

水晶タッチ法には、水晶球にタッチして奇跡を起こすという意味があります。この技も優しいタッチで行ってください。

日だまり整体院に来ている頭痛のお子さんには、みんなに教えてやってもらっています。授業中や休み時間に、「痛くなりそうになったらやってね！」と教えています。頭痛のお子さんは、感受性がいいのでうまいですよ。

水晶タッチ法

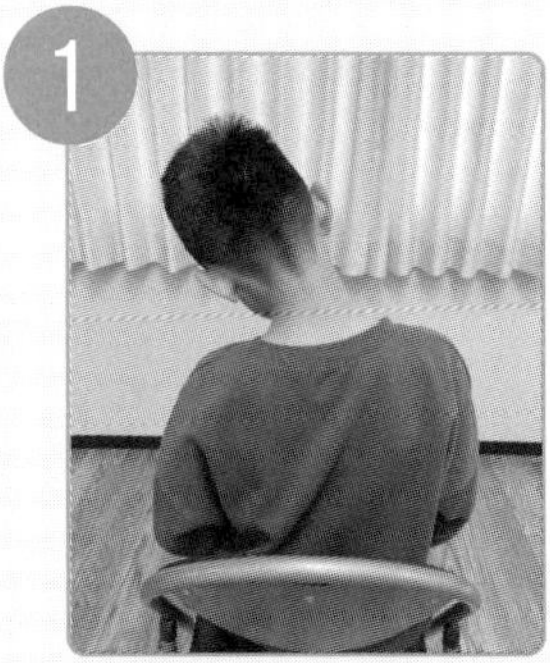

頭痛がするほうと逆に首を倒します。右のこめかみが痛い場合は、左斜め前に、左が痛い場合は、右斜め前に首を倒します。これは、頚椎2番に指を当てやすくするためです。

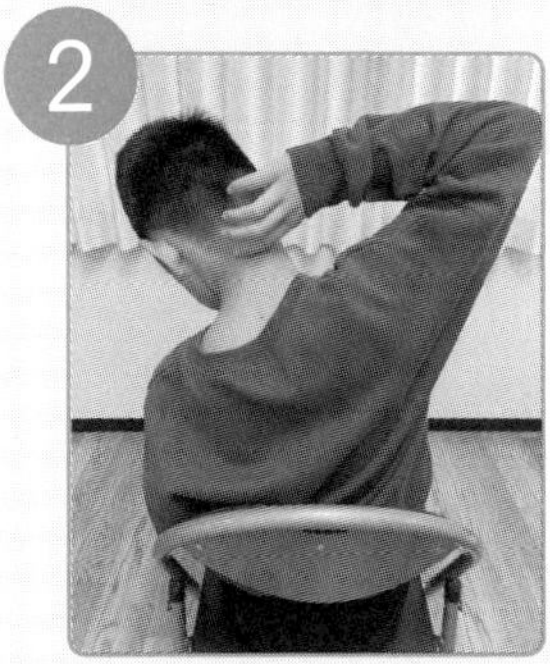

右手を挙げて、頭と首の間の窪みのところ（頚椎2番の上）に親指が来るように、セクシーポーズをとってみてください。そして、「3秒押してスッと離す」を5回ほど繰り返します。

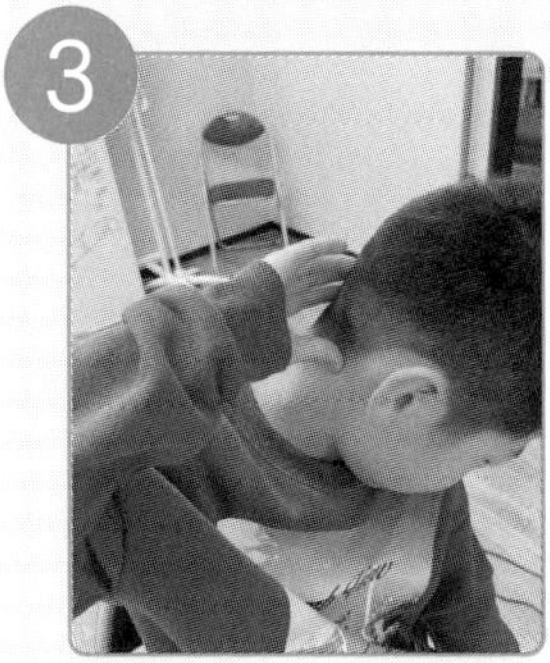

違う角度から見るとこのような形になります。テコの原理で、親指が首の窪みにパシッとハマることでしょう。とてもイタ気持ちいい感じだと思います。これを5回くらいやってみると、頭痛がラクになります。軽度ならスッと頭痛がなくなりますよ。

※水晶とは、頚椎2番のことです。奇跡を起こすミラクルパーツだからです。

どこをタッチするかというと、頚椎2番です。首の骨の2番目に、通称「斜面《しゃめん》」と呼ぶポイントがあります。偏頭痛の人は、間違いなく頚椎2番が右か左にズレています。ズレているほうのこめかみに頭痛が発生することが多いです。右のこめかみに頭痛が出る人は右に、左のこめかみに頭痛が出る人は、左にズレている可能性が高いです。

首を左に倒したら右手で、右に倒したら左手でセルフ治療をします。ポイントは、斜め前に首を倒すことです。少し傾ける程度で気持ちいいところで止めましょう。

前ページの写真のようなポーズで、「3秒押してスッと離す」を5回ほどやりましょう。呼吸をゆったりしながらやると、自律神経の作用で効果が上がります。

セルフケア 3 変顔手当法～目を酷使する子にお勧め

日だまりショット簡易版も視神経に対するアプローチでしたが、この変顔手当法も受験勉強やゲームでよく目を使う子どもたちに抜群の効果があります。手のひらには、本当に

変顔手当法

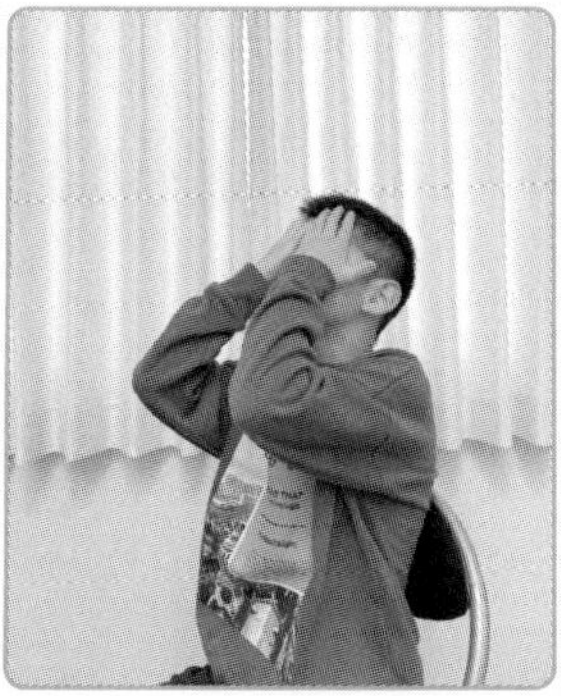

1

両手を10回こすり合わせます。

2

こすってあったかくなった手のひらを写真のように顔の上にそっと置きます。そして、変顔をします。あごの筋肉と頬の筋肉の力を抜いて、よだれが落ちるくらいポケ〜ッとしてください。

3

1分経ったら、手を離して終了です。

不思議な作用があります。

やり方は、写真のようにイスに腰かけて行います。このとき、必ずリラックスしてやりましょう。

まず手をこすり合わせて、摩擦で手のひらをあったかくしておきます。そして、おしぼりを目の上にポンと置くようなイメージで、写真のように両方の手のひらでフワッと目を覆います。ティッシュペーパーが載っているような軽さでOKです。その状態で、顔の力を抜きましょう。

子どもの顔は、だいたい緊張で頬の筋肉などが硬直していることでしょう。なので、できるだけだら〜〜んと変顔になって、口からよだれが出るような力の抜き方がいいですね。

ゆったりした呼吸をしながら、30秒〜1分間、この状態をキープします。手を離して目を開けると、「あら、びっくり」です。ものすごく目がスッキリしているはずです。ぜひ、お子さんと一緒に楽しみながら実践してみましょう。

セルフケア 4

カエル体操〜猫背直し・頭痛の予防

姿勢が悪いと頭痛になると言いました。本当にあごが前に出ている子はめちゃくちゃ多いです。あなたのお子さんの姿勢を見てください。ほら、あごが前に出て猫背ですね！まずいです。

姿勢は姿の勢いと書く通り、姿勢が悪いとやる気・集中力もなくなりますので、カエル体操をやって猫背を直しましょう。

次ページの写真のように立って、カエルが泳いでいるような形をとってください。自然

カエル体操

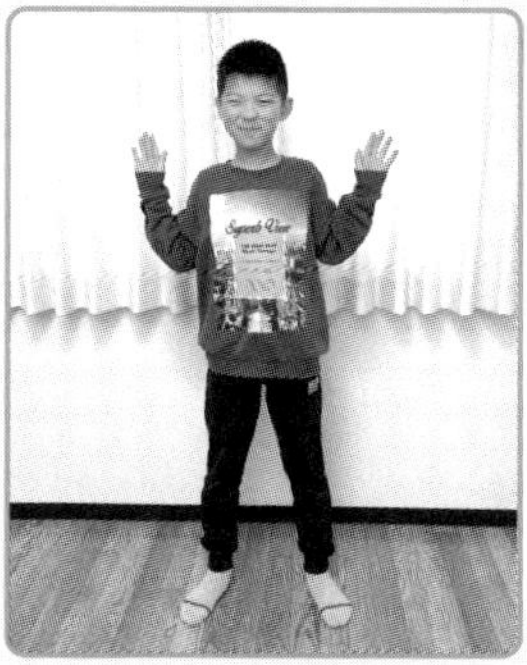

足を肩幅の長さに広げて立ち、胸にいっぱい空気を吸い込んで、写真のようなカエルポーズをとります。これを2秒キープして、ゆっくりと息を吐きながら、ダラ〜ンとした体勢に戻します。これを1セット3回として、朝昼晩に3セット行ってください。

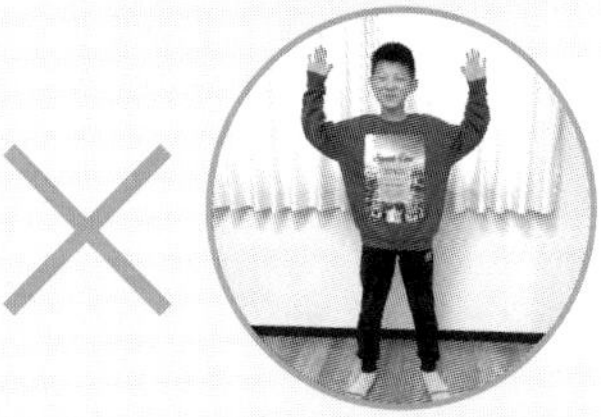

これは、肩が上がってNGです。肩に力が入って肩こりになっちゃいます。ゆったりと呼吸を深く行いましょう。

猫背の人も正しい姿勢で行いましょう!

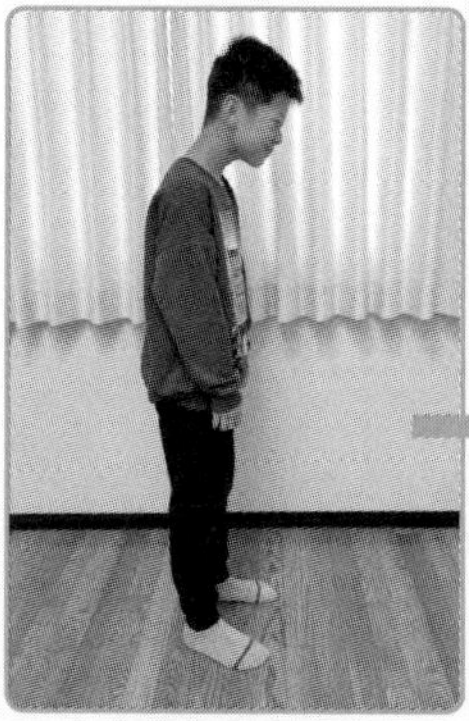

猫背の状態

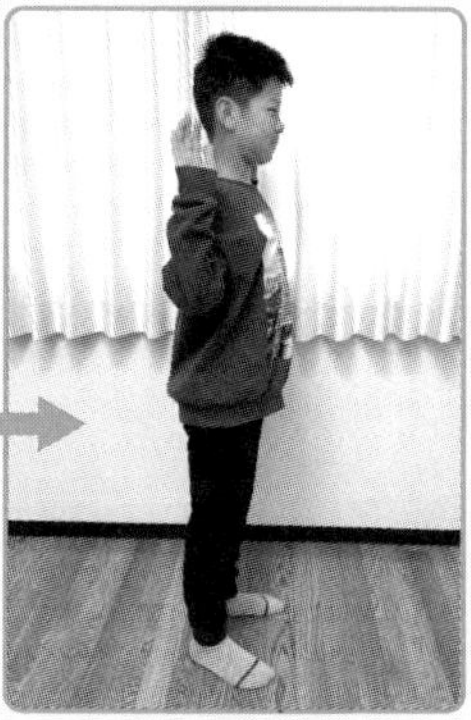

正しい姿勢

とあごが後ろに入っていい姿勢になると思います。

この姿勢をキープすることで、頭痛を予防していくことができます。

ただ子どもの自主性にかかっているので、「姿勢がいいとモテるよ」と言って、お母さんと一緒にやってみましょう。

セルフケア 5 ストレートネック用枕～頭痛解消の強い味方

ゲームやスマホの普及で、前に書いたように姿勢の悪い子が本当に多くなりました。それもストレートネックと言って、首の湾曲のないまっすぐな首（ストレートネック）の子が増えています。これは頭痛になりやすい状態です。

ストレートネックは、首のしなりがないので、頭（5kgぐらい）を支えるクッション性が悪いです。よって、首まわりの筋肉がカチカチになってしまいます。血液が頭部に行きにくく、朝からの頭痛を起こしやすいです。起立性の子や朝に頭痛がある子は、必ず枕を

ストレートネック用枕

ストレートネック用枕が良い理由

ストレートネック用枕は後頭部への圧迫が少ないため、睡眠中の血流が頭部へ絶え間なく注がれます。首の筋肉、骨にも優しい弾力性のため、起床時のスッキリ感を得ることができ、頭痛持ちの方に最適な枕です。

高さのある一般的な枕

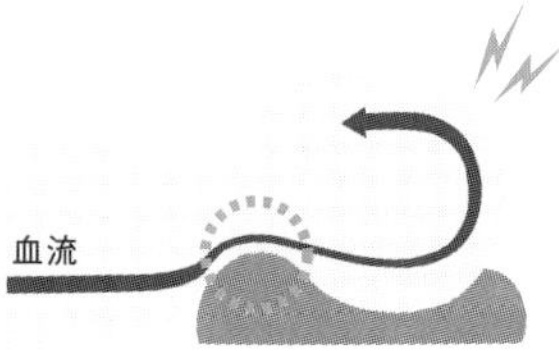

首・後頭部が圧迫されるため、血流が悪くなり、頭痛や睡眠不足の原因になります。

ストレートネック用枕

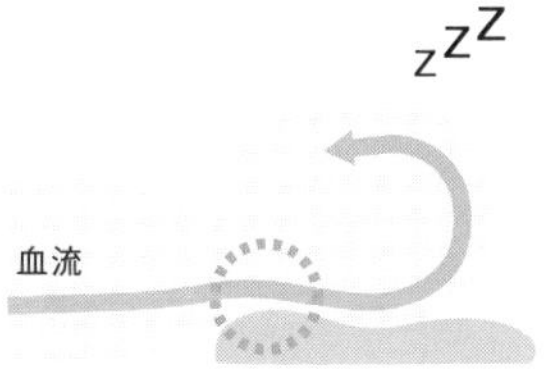

ストレートネック用枕なら、首・後頭部への圧迫が小さく、血流を妨げることがないので快眠できます。

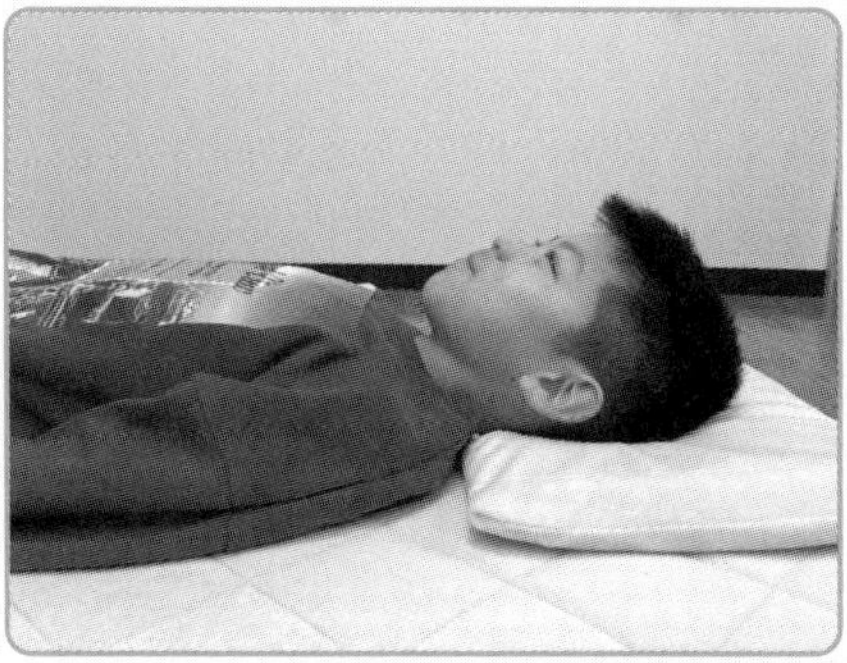

実際に使用しているストレートネック用枕

低めで平らにするといいです。日だまりショットを受ける場合には、ストレートネック用枕の使用を勧めています。

第 5 章

頭痛が治った!

改善への希望の光が見えてくる「症例報告」

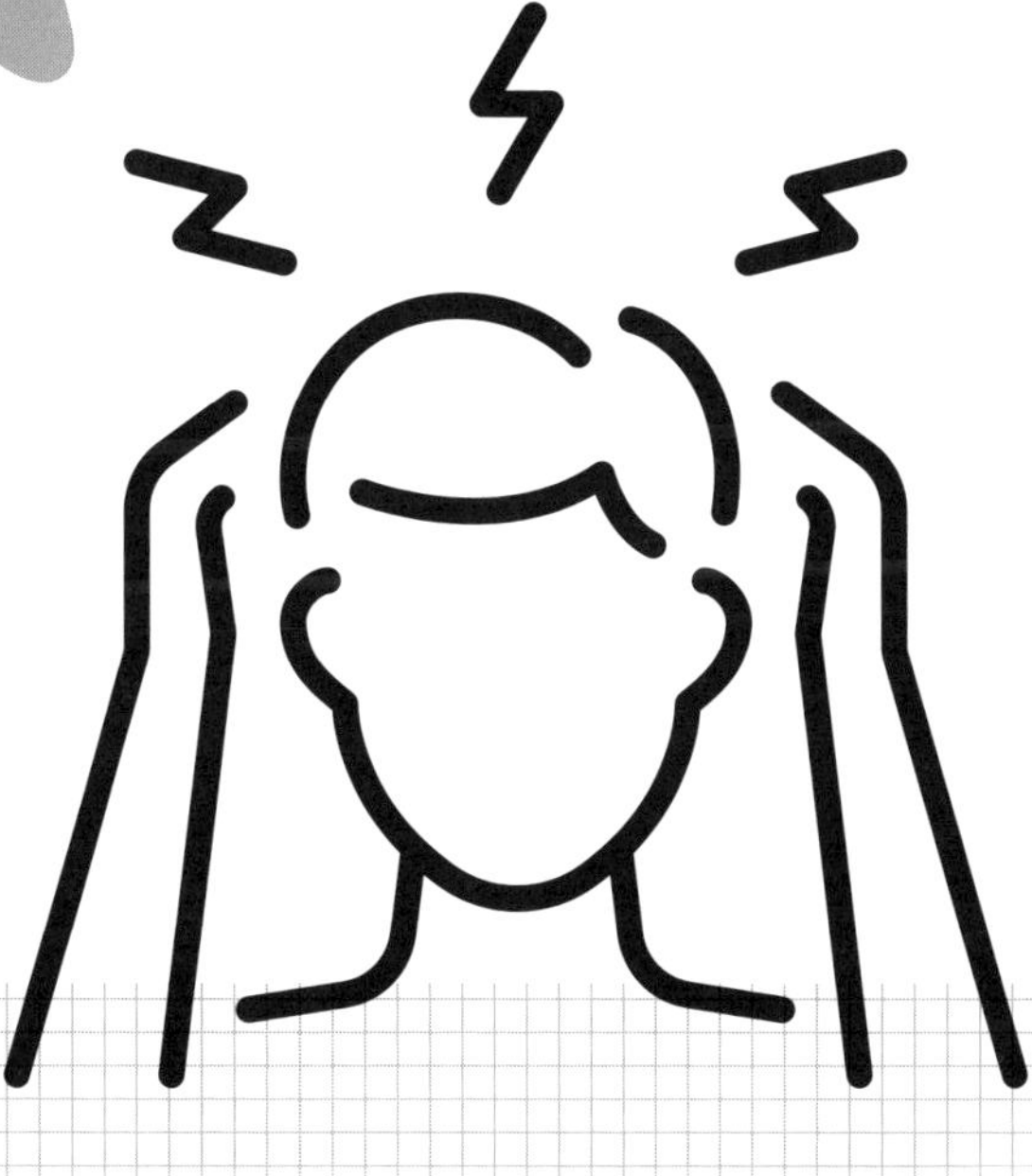

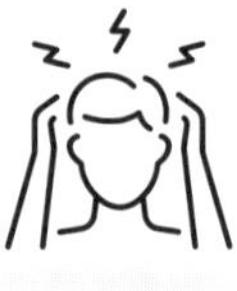

14の症例報告を掲載した意味

子どもの頭痛にもいろんなパターンがあり、あなたはお子さんがどんなタイプの頭痛で、何が原因で頭痛になっているかわからずに悩んでいることだと思います。

「どうしてうちの子だけ頭が痛いのかな？」「どうしてこんな大事なときに頭痛になるんだろう？」と親としても焦りや心配が大きいと思います。

この章では、私が教えている頭痛セラピー協会で学んだ方たちの症例報告を紹介します。頭痛セラピー「日だまりショット」によって、お子さんの頭痛が改善した例をできるだけたくさん紹介したいと思います。

症例報告は全部で14あります。14も紹介するのは、こうした症例を見ることで、きっとこの中にあなたのお子さんに似ている頭痛のパターンがあると思うからです。そうすれば、「あ、一緒じゃん！」「私の子も頭痛が良くなるかもしれない！」と希望の光が見えるかもしれません。

この報告はすべて本当の話なんです。それぞれの治療家自身の言葉で語った紛れもない真実の「子ども頭痛」の実態です。友達との人間関係で頭痛になった例、いじめがきっかけで頭痛になった例、薬がきっかけで頭痛になった例などいろいろあります。

思春期の難しい年頃に少年少女の心をどう開き、頭痛がどんなふうに良くなっていったのかを紹介しています。まさに一つ一つが感動のドラマです。

頭痛があったからこそ生まれた親子の絆、先生との絆……、そこには本当の笑顔があります。ぜひ、自分に当てはまるストーリーを見つけてください。

症例報告 1

頭痛がなくなるとともに熱く夢を語ってくれました

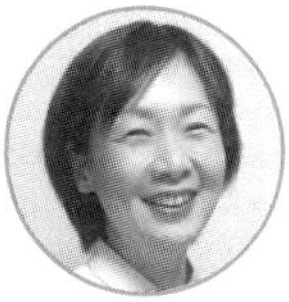

よつば整体院（東京都国立市）
吉野 文

●頭痛の経緯と症状

高校2年生の凛ちゃん（仮名）という女の子の症例です。凛ちゃんは音楽が大好きで、部活は吹奏楽でフルートを吹いています。しかし、高校1年生の2月から頭痛が始まり、頭痛がひどくなると吐き気まで出て、学校にも部活にも行けなくなってしまいました。

凛ちゃんは「どうして私だけこんな頭痛になるの？」ともがき苦しみました。原因がわからず、脳に何かできているのかと疑い、病院でＭＲＩを撮ってもらいましたが、異常なしでした。お医者さんからは「片頭痛と緊張型頭痛の混合ですね」と診断されました。頭痛薬だけでは効かないので、予防薬も3月まで服用しましたが、効果がなくてどん詰まりの状況でした。

そんなとき、ネットで「日だまりショット」を発見しました。頭痛で学校にも部活にも行けず、練習もできずに悔しくて、藁にもすがる思いで２０２２年6月22日にお母さんと一緒に来院されました。

●日だまりショットを受けて……

初回時は不安そうな様子ではありましたが、早く治したいという気持ちがヒシヒシと伝わってきました。検査をすると、頚椎2番が左にズレていました。そして、見事なストレートネックでした。

頚椎2番に触れた瞬間に、「先生、いつもそこが痛いです」と教えてくれました。「やっぱりね」と彼女と共感しながら治療を進めていきました。体の左側と首まわりは触れるだけで痛い状態でした。

あまりに痛がるので最初は手を当てるだけの感じの施術にしました。「高校には2年生の1学期から頭痛で行けていない」「このままでは進級できない」と先生から言われて、親子ともども途方に暮れていたこともあり、何とか救ってあげたいという想いでした。

学校のテストも頭痛で受けられず、先生からは「本当に頭痛なのか？」と疑われたそうです。一度、頭痛があっても「どうしても試験を受けてほしい」と先生に言われ、頭痛を我慢して無理やり受けに行ったときに、「本当にツラそうだ」と先生方も理解してくれたそうです。病院では「何か学校で悩みがあるのではないか？」と聞かれるばかりで、本当にそれが嫌だったようです。何でもかんでも精神的な問題を疑われたのです。

そうではなく、体をちゃんと見てくれる先生を信じて通おうということで、当院に通ってくれました。

凛ちゃんは1回目の施術を受けて「スッキリした！」と効果を感じました。頭痛も「来たときよりかラク」ということでした。治したい気持ちが強いので、教えたセルフケアの「カエル体操」もしっかり意欲的に取り組んでくれました。

3回目の治療後から学校に少しずつ行けるようになりました。疲れが出ると頭痛が出てしまいましたが、治療をすると頭痛がなくなり、「これ、治るかも！」と希望が持てるようになっていきました。

凛ちゃんは、フルートで国立音楽大学に行くことが夢だと目をキラキラさせながら話してくれました。そしてついに、頭痛セラピー「日だまりショット」の治療が進んで頭痛が出なくなりました。大会にも出場でき、フルートの大きな大会では入賞することもできました！　今では体の疲れから頭痛になると、自分で頚椎2番をヨシヨシとなでて治しているそうです。そして、「やりたいことにとことん挑戦できるようになりました」と嬉しい報告がありました。

私も頭痛患者さんと一緒に頭痛という壁に立ち向かい、最後に笑顔が見られることには、この上ない幸せを感じています。

症例報告 2

難しい思春期の頭痛治療でしっかり治った症例です

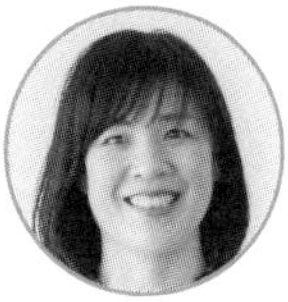

頭痛専門ふーちゃん
（愛知県豊田市）
三宅由夏

●頭痛の経緯と症状

中学2年生の未来《さき》ちゃんという女の子の症例です。2022年6月に未来ちゃんは初めて来院されました。未来ちゃんのことが心配で、お父さん、お母さん、お2人揃って付き添われました。

未来ちゃんは幼稚園の頃から頭痛があって、小学生になると「自分はまわりのお友達と違うかも？」と思いはじめました。頭痛のせいで勉強に集中できず、保健室で寝ていたり、ひどいときはお母さんに迎えに来てもらって早退したりと、学校を休むことも頻繁にありました。

中学生になって頭痛はもっとひどくなり、毎日痛みが起こるようになりました。涙が出るほど痛かったそうです。お天気の悪い日、生理の日は特に痛みがひどくて、頭全体がドーンと重く、ズッキンズッキンする痛みに襲われていました。

もし学校を早退したら、お友達から「サボってる」と思われることが不安で怖くて、早退したくてもそれができず、教室でじっと我慢することも多かったようです。

学校から帰った未来ちゃんがぐったりと横になっている姿が可哀想で、お母さんはいつも心を痛めていました。それまで未来ちゃんは頭痛の対処法として頭痛外来へ行っていました。病院で「偏頭痛です」と言われ、薬をもらって飲んでいましたが、徐々に薬が効かなくなっていきました。

●日だまりショットを受けて……

予約されたときにお母さんから「中2の娘の頭痛が毎日続くようになり、悩んでいます。一度診てもらいたいです」と言われ、ここから未来ちゃんの頭痛治療が始まりました。

もともと明るい性格でお話上手の未来ちゃんは、毎回いろんなお話をしてくれました。こんなに元気な子がなぜ毎日頭痛になってしまうのか？　きっと賢くて頭の回転が良く、まわりの空気を誰よりも敏感に察知してしまうのでしょう。優しくて友達想いだから、気遣いしすぎて疲れてしまい、頭痛が出るのかもしれません。未来ちゃんがこんなにひどい頭痛を持っていることは、きっと誰も想像しないと思います。

未来ちゃんの頭痛の原因は、頚椎2番の右ズレでした。骨が出ていることがすぐにわかりました。そして、通いはじめて2週間経った頃、未来ちゃんが教えてくれました。

「頭痛はまだ毎日あるけど、痛みが小さくなってます。前は気持ちがドーンと沈んでたけど、今はそういうネガティブな感情がないです！」

そして1か月経った頃には、生理のときの頭痛が軽く済むようになってきました。頭痛がひどく、学校を休んで寝込んだりしていたのが、それほどのしんどさがなくなってきました。そして、治療を開始して3か月を過ぎたあたりから、未来ちゃんの頭痛がまったく出なくなりました。

これは、未来ちゃんの喜びの声です。

「今までは頭痛のことばかり考えて、いつもマイナス思考になっていました。でも頭痛が治ったら頭痛のことを考えなくなり、自分がとてもプラス思考になって、友達と楽しく遊べるようになりました！　学校へ行くことがとても楽しいです！」

そして、お母さんからのメッセージです。

「頭痛で悩んでいる人、薬を飲んでも効かない人に、一度日だまりショットを受けてほしいです。明るく楽しい毎日が待っていますよ！」

思春期の頭痛治療は難しいと感じることが多々あります。未来ちゃんの頭痛も、正直半ばあきらめかけたときもありました。そんな中、しっかり治った症例で、私も自信を持らえたのは確かです。

学校の勉強、先生、お友達のこと、好きな男の子のこと、保健室の先生が嫌いで体調が悪くてもゆっくり寝られないこと、読書家でたくさんの本を知っていること、大好きなSixTONESなど、たくさんいろんなお話をして友達のような関係を築いてきました。

未来ちゃんの頭痛がなくなって元気に学校へ通えるようになり、私自身、とてもホッとしました。根気よく頑張って通ってくださった未来ちゃん、そしていつも支えてくださったご家族にとても感謝しています。

症例報告 3

1対1の治療になって強い志を見せてくれました

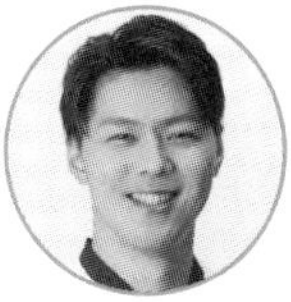

みつや頭痛整体院
（愛知県一宮市）
近藤祐二

●頭痛の経緯と症状

中学1年生の愛那ちゃんという女の子の症例です。愛那ちゃんに頭痛が出はじめたのは小学校6年生の頃からで、特にきっかけなどの心当たりはなく、突然頭痛が始まりました。まるでヒモで頭を縛られているような痛みが毎日ありました。

ガンガンと強烈な痛みが週に1回ほどあって、だんだん学校を早退したり、休んだりすることが増えていきました。

病院に行ってMRIで検査をすると「くも膜嚢胞」と診断されるも、「特に問題はない」と言われて頭痛薬を処方されたそうです。しかし、頭痛薬は効かずに症状も悪くなる一方で悩んでいました。

●日だまりショットを受けて……

頭痛で苦しむ毎日の中で、愛那ちゃん本人が本屋さんで前著の『頭痛がない！』を見つけて購入し、お母さんに見せたことがきっかけで日だまりショットを受けてもらうことになりました。

とにかく姿勢が悪かったです（猫背）。後頭部が硬くて、頸椎2番がズレていました。そこで、日だまりショットで頸椎2番を調整しました。中学生ながらかなりつらい状態だなと初診で感じ、体の状態と今後どのように治っていくかを説明すると、愛那ちゃんもお母さんもしっかり通って治したいと通院を決めてもらうことができました。最初の印象ではいつも眠そうにしていました。

初回来院時に10段階中4のつらさだったのが施術後に1まで下がりました。治療開始後も順調に良くなっていると愛那さんもお母さんも喜んでくれていました。

しかし、治療も終盤に近づいたとき、お母さんから電話をいただきました。

「頭痛は良くなってきているのですが、朝起きれなくて、また学校に行けないようになってしまったんです。本人は学校も部活も好きだし、本当に行きたいと思うんですが、何か理由があるのかなって……」

今まで治療時はお母さんも同席してやってきましたが、お母さんより「1対1で治療して話を聞いてあげてくれませんか?」と提案をいただきました。

そこで話を聞くと、愛那ちゃんの夢はデザイナーになることで、そのために進学する高校も決めていて、進学するためには勉強だけでなく、「学級委員や生徒会に立候補して頑張らなければ!」という強い志を持っていました。

1対1で治療するようになってからは、以前よりたくさんのお話をしてくれるようになり、本人も学校は普通に行けるようになりたいけど、「どうして朝だるくて起きれないのかわからない」と教えてくれました。

「頭痛が良くなってきて、これから自律神経も整って朝もしっかり起きられるようになるから大丈夫!」「そのために全力で一生懸命施術するから安心してね!」とお伝えすると、少しはにかみながら「うん!」と答えてくれました。

3月16日現在、生徒会選挙期間の2週間を一度も休まずに乗り切りました。会計に立候補し、普段の学校生活プラス選挙ポスター作成、演説の練習をこなしながらよく頑張りました。あんなに頭痛のひどかった愛那ちゃんだとは思えません。

選挙の結果は残念ながら落選でしたが、悔しい思いを持ちながら「次こそは！」と闘志を燃やしていました。現在、頭痛は週に1度少し重たいかな〜くらいの状態になっています。これからもデザイナーになる夢を支えていきたいと思います。

症例報告 4

3回目で頭痛が出なくなり、とても喜んでくれました

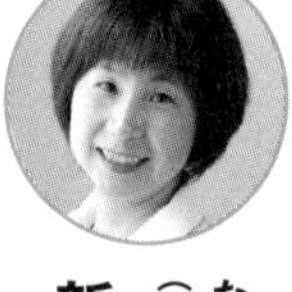

なつぞら整体院
（さいたま市浦和区）
新澤いづみ

●頭痛の経緯と症状

小学3年生のみとまくん（仮名）という男の子の症例です。サッカーが大好きで、憧れの選手が三苫薫選手だそうで、こちらに載せるインタビューの名前もみとまくんがいいとのことで、この名前で症例を発表します。

みとまくんは、小さい頃からたまに頭痛が出ていて、小学3年生になったときからは3〜4日に1回ペースで頭痛が出るようになりました。病院で検査をしても異常がなくて、

家族ともども悩んでいました。

お医者さんからは、「偏頭痛の診断」で痛み止めを処方されるだけで、薬もあんまり効かないし、ご飯も食べられず、胃腸炎かと思うほど吐くこともありました。特に学校でイヤなことがあったり、集中しすぎたりすると頭痛になっていました。

みとまくんは、大好きなサッカーができずに本当に苦しみました。本人は向上心が高く、試合回数が多く、練習量が多いというレベルの高いクラスに参加したいのに、頭痛で練習に参加できず、悔しくてたまりませんでした。「早くサッカーがしたい！」の一心から、お母さんがインターネットで「日だまりショット」を見つけて来院されました。

●日だまりショットを受けて……

初回の検査では右後頭部の張りがひどかったです。また、ふくらはぎも硬くて、足が冷えていて、首や肩のこりもパンパンでした。

それがなんと、「日だまりショット」の治療3回目で痛みが出なくなったのです！　みとまくんもお母さんもとても喜んでいました。

その後、４年生になって学校の新生活で緊張が出たせいか、首・肩のこりが増し、体調が悪いこともありましたが、頭痛までは起きないように変化しました。考えごとやイヤなことがあったりすると出ていた頭痛が出なくなり、今現在（もうすぐ5年生）は頭痛がまったく起きなくなりました。

みとまくんは、三苦選手を目指して大好きなサッカーを元気に頑張っています。頭痛が治り、サッカーが思いっきりできるようになって、ご飯もモリモリ食べています。「宿題もできる！　ゲームもできる！　楽しいことが増えました！」とお母さんも大喜びです。

思春期の中で、親との関係、学校・先生・友達関係などで心配や悩みから来る頭痛は、本人や家族も気づいていないことが多いです。向き合い方・寄り添い方をいつも考えさせられます。

私たち大人も、昔は子どもでした。それぞれが抱えている問題を子どもになり代わって想像して治療していくことが大事だと思います。これからもみとまくんの疲れた体と心のオアシスとなれるように精進していきたいと思います。

症例報告 5

治療がうまくいくとともに お母さんも変わりました

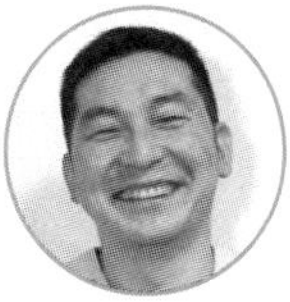

頭痛専門
みらくる整体院
（名古屋市南区）
梶田恒輔

●頭痛の経緯と症状

中学3年生の夢くん（仮名）という男の子の症例です。２０２３年1月末に、お母さんからＬＩＮＥで「息子が頭痛で学校を休んでばかりで、何とかしたくて……」とご連絡をいただきました。

早速、翌日にご予約をいただき、夢くんと対面しました。夢くんの印象は、とてもつらそうで、うつむき気味でした。

症状を聞くと、昨年の11月頃から右側頭部がジンジン痛く、１日中痛みが続く状態だそうです。その頭痛が原因で、12月と１月の２か月で３日間しか学校に行けていませんでした。また、先日は高校の入試も頭痛で欠席してしまうほどでした。

病院も受診し、ＭＲＩを撮ってもらいましたが、結果は異常なしでした。その後、頭痛に効くとウワサで聞いた鍼灸院などにも通ったそうですが、どこに行っても一向に改善しなかったそうです。

●日だまりショットを受けて……

初回の施術で、頚椎2番が右にズレていることを確認しました。また、右後頭部に詰まりがありました。特に夢くんは背中が超敏感で、触るだけで硬直してしまう状態でした。そんな中、会話で「夢くんは学校に行きたいか？」と確認したところ、すぐに「はい！行きたいです！」と答えてくれました。そのときの夢くんの治したい意欲を見て、頭痛が治ることを確信しました。

ひと通り施術を終えて、お母さんと話したところ、すごく怒っているような口調で「この子は全然学校に行かないんです。朝はとても頭痛で起きられないというのに、私が帰ってくるとピンピンしてるんです。本当に痛いのかどうかがわかりません」とおっしゃっていました。

それに対して私は「学校に行かなくちゃいけないですか？」と尋ねました。すると「この2か月で3日しか学校に行ってないんですよ？　受験にも行けないし。それでも行かなくていいんですか？」と返されました。

私は「もちろんご家庭の教育方針もあるので、間違いなく良いということは言えませんが、ここまで頑張ってきて疲れたんですよ。今から留年するわけでもないと思うので、無理に行かなくてもいいと思っています。何よりも夢くん本人が学校に行きたいと言っているのを信じてあげてほしいです」とお伝えしました。そのとき、夢くんは私の顔をじっとまっすぐ見てくれていました。

3日後に2回目の来院をしてくれた際、「先生、今日学校に行けました！　とても楽しかったです」との報告をいただきました。ほとんど頭痛を感じなくなったそうです。私はめちゃくちゃ嬉しかったのを覚えています。

その2日後、「先生、昨日受験にも行くことができました。頭痛がまったくありません！」と満面の笑みで教えてくれました。その後も頭痛はまったくなく、先日「推薦で志望校の公立高校に合格しました」と報告を受けました。

お母さんからも「まだ少し休むことはあるけど、学校に行くようになりました」と、またまた嬉しい報告をいただきました。

すると、後日そのお母さんの妹さんから連絡をいただき、「夢が治ったのを聞いて、私も頭痛を治してほしい」とご予約をいただきました。

そこから妹さんが夢くんを連れて来院するようになり、いろいろなお話を聞かせていただきました。

その中で、「夢は頭痛が治って、めちゃくちゃ元気に遊ぶようになりました。けれど、一番変わったと感じるのはお姉ちゃんだと思います」というお話を聞くことができました。つまり、夢くんの頭痛が治ったことで、夢くんのお母さんが大きく変化したと感じられたようです。

最初に少し厳しい言い方をしてしまいましたが、お母さんとしっかりと真正面から向き合った結果、夢くんの頭痛と夢くんのお母さんの2人にいい流れが起きた症例です。このお話を聞いたときは、心の底から頭痛治療家の仕事に誇りと喜びを感じました。夢くん、お母さん、ずっと幸せでいてください。ずっと守っていきますね。

症例報告 6

つらい頭痛を乗り越えて より強い大人になってほしい

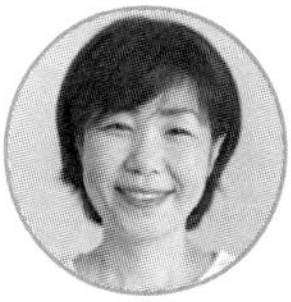

頭痛専門なでしこ
（大阪市住吉区）
田畑千恵子

●頭痛の経緯と症状

高校3年生ののんちゃん（仮名）という女の子の症例です。のんちゃんは1年間、原因不明の頭痛で悩み苦しみました。8件の病院・クリニックに通いましたが、薬を処方されるだけで全然良くならず、ついには心療内科に回されたそうです。

「頭痛を治してほしいのに、何で心の病院なの？　通いたくない！」。ストレスとして思い当たることはまったくないまま、いきなり頭痛になったので、絶対に体の問題だと思っていました。「もうこれ以上は薬も飲みたくないし、どうしたらいいだろうか？」と家族中で悩んでいました。

頭痛になる前は、空手を頑張っていて、空手のスポーツ推薦で高校に入り、活躍していました。そんな体が丈夫な彼女は自分を疑いました。「なんで私が？」。しかし、家ではほとんど寝たきりの状態でした。学校にも行けず部活にも行けず、「このままどうなってしまうのか？」」。

そして、尼崎にあるお医者さんより「コロナ感染かコロナワクチン接種後の後遺症」と診断されました。確かにワクチンを打ってから頭痛が治らないとは感じました。「もう病院では薬の対処になるだけだから、何とか他の手を打とう」とお母さんがインターネットで必死に「頭痛を治す方法」を探しました。そこで、「日だまりショット」を見つけたのです。

●日だまりショットを受けて……

のんちゃんはどこに行っても治らない頭痛を抱え、お母さんと一緒に当院にやってきました。初回に会ったとき、「芯がしっかりしている子だな～」と目を見て思いました。

頚椎2番が右にズレていて、その部分が紙粘土の硬くなった感じの状態になっていました。「これは、頭痛になるね」と感じました。私には治療してそこが緩んでいくとともに「治るな！」と直感が来ました。のんちゃんも自分で「通いたい」と言ってくれました。

そして、3回目の治療で薬が効くようになりました。彼女の目に輝きが戻りました。パッと顔が明るくなったのです。徐々に痛みの頻度が減って、今はほとんど痛みがありません。たまに寝る前に痛くなることがありますが、寝ればスッキリしているそうです。

残念ながら、その後の部活は続けられませんでしたが、大学進学も決まり、人生初のバイトも始め、また幼少期に通っていた空手道場で子どもたちにボランティアで空手を教えに行っているそうです。

コロナ・コロナワクチンの後遺症と診断された頭痛で、後遺症の会にも入っている方の症例報告です。もしかして、読者の方の中には、コロナやワクチンをきっかけにして頭痛になった方もおられるかもしれません。この場合、後頭部や背骨まわりがカチカチになっていることが多いです。

頭痛セラピー「日だまりショット」で彼女は笑顔を取り戻しました。苦しかった経験を人生の糧にして、より強い大人の女性に成長してほしいと心から願っています。

症例報告 7

あきらめずに頭痛が消える治療30回まで通ってくれました

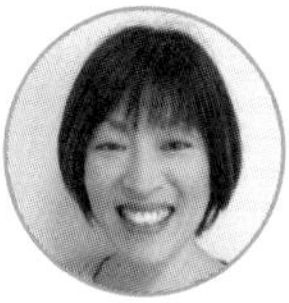

滋賀ゆめ整体院
（滋賀県東近江市）
大平由紀子

●頭痛の経緯と症状

中学1年生のゆいちゃんという女の子の症例です。2022年6月に突然、激しい頭痛、吐き気が起こりはじめました。学校に行かなきゃいけないいけど、階段の1段ごとに1歩踏み出すとズキン、ズキンと痛みが響く状態になりました。

廊下を歩く1歩でさえもつらいのに、頭痛はまわりの人には見えないし、わかってもらえない。そんなつらさとの戦いがありました。

ゆいちゃんは、こめかみとおでこにガンガンと杭打ちされるような、ハンマーで打たれるような痛みを抱えながら、それでも頑張って学校へ行っていました。教室のお友達の声も響いてつらかったそうです。

どうして突然こんなにひどい頭痛が起こり出したのでしょうか？　ゆいちゃん自身、

「何で頭痛が続くのかわからなくて不安だった」と言っていました。頭痛の病院へ行って、あらゆる検査を受けましたが、異常なしの結果でした。病院の先生には、「よく耐えてきたね」と言われ、ゆいちゃんの気持ちが少し楽になったけれど、一向に痛みが消えませんでした。

●日だまりショットを受けて……

そんな頭痛と戦う毎日の中で、お母さんが前著『頭痛がない！』を本屋さんで見つけて購入されました。「これなら治るかも！」と一縷の望みをかけて「日だまりショット」を受けることになりました。

初回の検査で、ゆいちゃんの頸椎2番は右にズレていることがわかりました。後頭部に橋がかかったかのように、頭から首にかけて筋が浮いている感じでした。おそらく後頭部と頭の隙間が狭かったようで、頭部に行く血流が悪くなっていることが原因だとすぐにわかりました。

そして、首は鉄棒のようにガチガチに固まっていて、背中は粘度が固まったように硬い板のようでした。自律神経が乱れているのでしょう、呼吸も浅かったです。首にも背中にも痛みはなく、頭だけがひどい痛みの状態でした。

治療を進めていくのですが、なかなか頭痛が減っていきませんでした。治療5回目にして、やっと頭痛のない日が出てきました。このまま、落ち着いて治っていくと思いましたが、根本原因が治っていないため、一時的に頭痛が抜けますが、この後にひどい痛みが出てしまっていました。

10回目の時点では、頭痛がまだまだ毎日続く状況でした。治療をどうしていくかについてゆいちゃんとお母さんに相談しました。「5回目のときに頭痛がなかったからここにかけてみる」とおっしゃってくれて、もう10回頑張ることになりました。

「日だまりショット」を10回以上施しても、どうして頚椎2番の硬さが一向に取れないのか？　私は苦戦していました。

そうした中で、ゆいちゃんがだんだん心を開いて話をしてくれるようになり、「お友達関係はどうか？」と聞いてみました。すると、友達関係に大きなストレスがあることがわかりました。ターゲットを決めた影でのいじめが判明したのです。

お母さんとも電話で何度か連絡を取り、詳しく聞かせていただきました。学校の先生が意地悪をしてくる子と話をしましたが、結局、上手にいじわるをする子は先生の前では本当のことを言わないため、何の解決もしていないと、ゆいちゃんは言っていました。

教室へ入ると体が反応して痛くなるため、他の教室でタブレットを使ってのオンライン授業を受けるようにしました。心と体はつながっていますから、無意識に自分自身を守る反応が起こっていたのです。

治療を重ねるたびに女子トークに花が咲き、「可愛いネイル、指輪……と、オシャレをするのが好きだったんだ！」と気づいていきました。「それでいいんだよ！」「好きなことが仕事になることだってある！」「好きなことがあるってすごくいい！」「みんな一緒じゃなくてもいい！」「そのままで大丈夫！」って応援し続けました。

そして、だんだん頭痛の度合いが減っていきました。10段階中6の痛みにまで減っていました。こうして一進一退が続く中でも、ゆいちゃんとの信頼関係は深まっていき、ついに30回目で頭痛がほとんど出なくなりました。よく信じて通ってくれました。それからは部活の試合に出ることができたのです。

症例報告 8

初回で片頭痛がラクになり、安心して通ってくれました

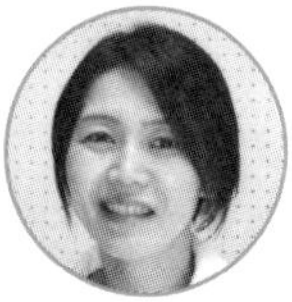

清瀬頭痛整体院
（東京都清瀬市）
櫻井ハルミ

●頭痛の経緯と症状

中学1年生の翔くん（仮名）という男の子の症例です。翔くんの頭痛は、小6のときに私立中学校を受験することになってから、月1回は出るようになっていました。無事に受験に合格して私立中学に入学しましたが、4月～7月までの4か月間に月1～2回のひどい頭痛が出てしまい、5日間も学校を休みました。頭痛が出るタイミングは、朝起きたときや学校の授業中、体育でドッジボールなどの激しい運動をしたときでした。

翔くんの頭痛がひどくなってきて、お母さんが心配になり、都内の脳外科へ連れていきました。MRI検査をしてもらいましたが、検査結果に異常はなかったとのこと。それでカロナールを処方されて服用しましたが、まったく効きませんでした。

頭痛を治せるところはないのかとネットで検索していたところ、日だまりショットの整

体院を見つけ、息子の頭痛を治して、学校に休まず行けるようにしてあげたくて、藁にもすがる思いで来院されました。

●日だまりショットを受けて……

来院したのは、まだ暑さが残っていた2022年の10月1日で、翔くんとお母さんの2人で来られました。

施術初回は、翔くんの頭痛の原因を調べていきました。姿勢が悪く、背中の張りがあり、左肩が下がっていました。両肩が前に入り、後頭部と頚椎1番の隙間がなくなるほどの詰まりがあり、頚椎2番の左ズレによる片頭痛だとわかりました。

頭痛の原因を特定し、頭痛セラピー「日だまりショット」で施術していったところ、施術後の翔くんは「全身が軽くなった！」と感動していました。

2回目の通院は1週間後で、翔くんの声色が明るくなっていました。それは、いつもなら激しい運動をすると頭痛になっていたのに、全身が筋肉痛になるほどのバレーボールの部活体験をしてもまったく頭痛にならなかったからでした。

この1週間は頭痛がなく、翔くんは「5回くらいで頭痛が治ると思う！」と自分から宣言していました。頚椎2番のズレと後頭部と頚椎1番の詰まりはまだありましたが、改善傾向でした。この後も継続して毎週通院していただき、3回目の来院時には、長瀞へ社会科見学に行き、かなり歩いて頭痛になりそうな感じがありましたが、大丈夫だったとのことでした。

4回目の来院では、バレーボールとバドミントンの部活体験をやったため、体が重くて起きられなかったが、頭痛は出ませんでした。

そして、6回目の通院で、翔くんからバドミントン部に入部したという嬉しい報告をいただきました。部活をしても頭痛は出なくなり、学校を休むこともなくなって、翔くんが宣言した通院回数で頭痛が治りました。

お母さんからは「翔が頭痛に悩まされずバドミントン部で運動ができていること、何よりも、普通に学校を休まずに行けるようになって良かったです」と本当に嬉しいお言葉をいただきました。

子どもの頭痛が増えている中で、頭痛セラピー「日だまりショット」は、5分くらいの短時間の施術で痛くないソフトなタッチなので、子どもでも安心して受けられます。これからもどんどん子どもの笑顔を増やしていきたいですね！

症例報告 9

起立性調節障害痛を克服し、受験合格の報告をくれました

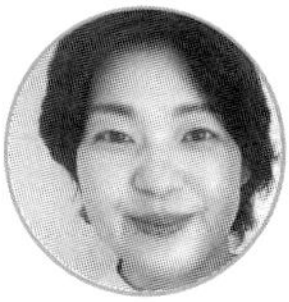

頭痛専門
緑の整体院
（東京都荒川区）
村谷奈津

●頭痛の経緯と症状

中学3年生のまみちゃん（仮名）という女の子の症例です。まみちゃんは、頑張り屋さんの受験生でしたが、中3の忙しい中、朝起きると頭痛がひどくて学校に行けない状態になりました。受験を控えていて「頭痛だと勉強できないし、学校行けないし、やばい」と思っていました。

お母さんがまみちゃんの苦しそうな姿を見て、これは何か原因があるだろうと、病院で検査を受けることにしました。CTも調べてもらいましたが、脳に異常はなく、診断名はなんと……「起立性調節障害」という難しい名前の症状でした。

低血圧の少年少女に起きやすく、現代にとても増えている症状です。学校に行けないのは、気持ちの問題だと言われてしまうことが多いですが、本当に体がつらい症状なのです。

まみちゃんの場合は、特に頭痛がひどかったです。おでこと右側のこめかみにズキンズキンと脈打つ痛みがやってきていました。病院で薬をもらって飲みましたが、一向に治らず、お母さんがネットで調べて「日だまりショット」を受けることになりました。

●日だまりショットを受けて……

まみちゃんは中学3年の受験勉強の時期に来院されました。初回の検査で首まわりをチェックすると、頚椎2番が右にズレていました。かなりのこりとストレートネックになっていて、首がカチカチに緊張している状態でした。

「日だまりショット」のソフトなタッチで頚椎を緩めていき、1回目で虚ろだった目がパッと開いて、まみちゃんの可愛らしい笑顔を見ることができました。「あ、これなら治るな！」と実感しました。

そして、5回目には、完全に頭痛がなくなり、彼女はパティシエになりたいという夢を語ってくれました。「頭痛がなくなったら、絶対に受かりたい学校があるんです！」と意欲を話してくれました。とても嬉しかったです。

受験の苦しさで夢が壊れないように、お店を持ったら「どんなケーキをつくりたいか？」「どんなお店を持ちたいか？」というような未来の話をよくしました。

まみちゃんは、頭痛治療のメンテナンスをしながら、受験勉強を頑張りました。そして、頭痛がなくなったので、通院は終わったのですが、その半年後に「見事に希望の高校に入学できました」と連絡が来ました。

そして、お姉さんになったまみちゃんと会うことできました。彼女の高校生活は本当に充実しているようで、学校が「楽しい！」と目をキラキラさせていました。

学校と塾での受験勉強に疲れていたまみちゃんの頭痛が、キラキラ笑顔になりました。起立性調節障害の頭痛のほうにも「日だまりショット」は効果を出しています。頭痛治療家は、受験やいろんなプレッシャーがある思春期を支える重要な仕事だと感じています。

症例報告 10

頭痛が減ってくると同時に友達関係も良くなったようです

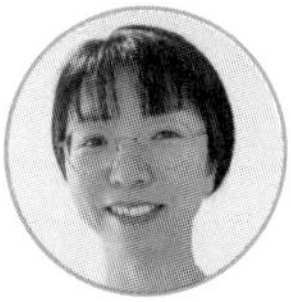

めぐみ頭痛整体院
（岐阜県各務原市）
横山めぐみ

●頭痛の経緯と症状

中学1年生のはなちゃん（仮名）という女の子の症例です。はなちゃんには、幼稚園年長さんの頃から頭痛が始まって、年長のときのお泊まり会では頭が痛くて寝られなかった思い出があります。

小学生になってからもときどき頭痛になり、年に数回寝込むようになっていました。一番ひどかった時期は小学4年生で、ほぼ1年間、毎日頭痛があって、3学期にはまったく登校できなくなりました。

「自分もいっぱい頑張ってるのに……」という思いが強くなり、そのときに初めて「学校というシステムがイヤだ！」とお母さんに打ち明けたそうです。学校とも話し合い、対策を考えましたが、「イヤなら休んでみよう」とお母さんが理解してくれたことで、休んでみることにしました。

そして学校を休んだら、頭痛の頻度が減っていきました。友達関係には問題がなかったので、学校に行かなくても夕方や休日に友達と遊んでいました。

小6のコロナの分散登校から学校に行きはじめましたが、週に1～2回は頭痛が起き、月に1～2回は寝込んでいました。中学は地元の公立ではなく、自分で決めた学校に通うようになり、頭痛の頻度は減りましたが、月1～2回は痛むという状態で「日だまりショット」を受けに来ました。

●日だまりショットを受けて……

初回の検査では、頚椎2番が右にズレていることがわかりました。後頭部の詰まりもあり、猫背で、背中がパンパンに張っていて板のようでした。いつも緊張しているみたいで、ちょっと触ると「くすぐったい」と言っていました。初回の治療後は、目がパッチリ開き、顔色がパーッと明るくなりました。

3回目の治療のときに、友達とのトラブルを教えてくれました。学校に行くと頭痛になり、元気もなくて保健室で寝てやり過ごしていたそうです。

治療をしていて感じたのは、はなちゃんは自分のことより人のことを考えることができる優しい子だということです。その後もなかなか心がスッキリせず、落ち着かないままでしたが、8回目に「頭痛が減ってる！」と報告してくれました。笑顔いっぱいでスッキリした顔でした。友達とのイザコザも解決したようです。

それからは、「痛くない！　痛くても、すぐ治ったよ！」と言ってくれます。繊細な心があるので、きっと敏感に反応してしまうのでしょう。そのことが自分でもわかってきたようで、「イヤだなぁと思うことがあると頭痛が起こる」とはなちゃん本人が言いました。

その後は学校での頭痛の回数が減って、過ごしやすくなりました。メンテナンス治療にも通いたいと言っているので、これからも一緒に成長を見届けていきたいと思います。

実は、はなちゃんのお母さんも頭痛があり、2人で一緒に通っています。本当にお母さんの理解が不可欠だと感じた症例です。優しく繊細な子は頭痛になりやすいです。苦しまず、笑顔で過ごしていける世の中であることを切に願います。そして日だまりショットにはその力があると確信しています。

症例報告 11

吐いてしまう頭痛から見事に笑顔を取り戻しました

名古屋あたまとこころの整体
（愛知県春日井市）
小原 毅

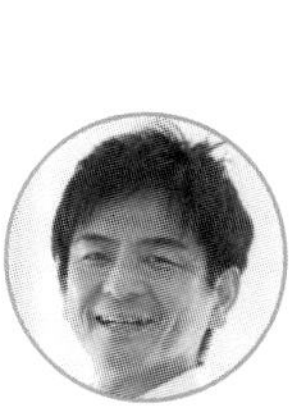

●頭痛の経緯と症状

小学3年生のみさきちゃんという女の子の症例です。みさきちゃんは、小学2年生の1学期の頃から2週間に1回ぐらい頭痛が起きるようになっていました。小学3年生になったら、今度は週に2~3回頭痛があって、ほとんど保健室にいる生活をしていました。薬も効かず、治らないと次の日は休むという生活をずっと続けていたそうです。

天気の変化とか温度差があると頭痛が起きやすかったり、小学2年のときの先生が怖くて、学校に行くことがプレッシャーとなったりと、そういうことがきっかけで頭痛が起こるようになったのかなと、みさきちゃんは推測していました。

お腹が空くと頭が痛くなるということが多かったらしいので、先に保健室でご飯を食べさせてもらうなど、いろいろ対応をしてもらっていたみたいですが、それでも頭痛が治らないと気持ち悪くなって吐いていました。

頭痛がひどくて学校を休んだときは、いつも布団をかぶってひたすら耐えていたそうです。お母さんはそんな姿を見て、「何もしてあげられない。すごくかわいそう」と悲しい日々をずっと送っていたそうです。お母さんもずっと耐えていました。

頭痛がひどくてガンガン痛むとゲボしちゃうそうです。吐くことを子どもは「ゲボしちゃう」と言うんです。そして、まわりに気遣って「ゴクンって飲めるようになったよ」と言います。「でも、まずい」と今は笑って教えてくれる気配りのできるしっかり屋さんのみさきちゃんがいます。

病院に何件か行っても治らず、どうしようかなと思って、お母さんが必死でホームページを見つけて、日だまりショットを受けることになりました。運命の扉が開きました。

●日だまりショットを受けて……

最初は、お母さんからＬＩＮＥで問い合わせが来ました。

検査をすると、頚椎2番は見事に右にズレていました。首も肩もすごいパンパンでつらそうな状態でしたし、顔色も悪くて、目にクマができていました。小学3年生で目にクマができているのは、相当の頑張り屋さんだと思いました。

みさきちゃんは、英語と歌とダンスと体操とかの習い事で毎日忙しい状況のため、ほとんど休みがない生活を送っていました。そうした生活をするのは理由があって、みさきちゃんはミュージカルスターになるのが夢でした。なので、すごい気配りのできる性格もあって、頭痛がひどい中でずっと1人で戦っていました。

8月6日に来院された際に、「お盆休みに新潟県の佐渡のおばあちゃんの家に1週間遊びに行く」ということになっていて、そこまでに治すということをゴールに治療をスタートしました。そしてなんとたった3回で頭痛が起こらなくなりました。

その結果として、8月11日からの1週間、佐渡のおばあちゃんの家で頭痛なしの夏休みを元気に楽しんで遊んできたそうです。

現在のみさきちゃんは、保健室に全然行かなくなり、保健室の先生に最近全然来ないねって言われるようになったそうです。みさきちゃんは、今、楽しく遊んで、習い事も頑張っています。学校では、献立係とか英語クイズ係とかを一生懸命に取り組んでいます。

歌と英語とダンスの勉強もできて、歌のコンクールで日本一を目指して頑張っています。学校から「迎えに来てください」という電話も全然なくなったということで、お母さんからもすごく喜んでもらっています。

みさきちゃんとの出会いによって、子どもたちは本当に「純粋で愛おしい存在そのもの」であることに気づかせてもらえました。心の叫びを上げている頭痛の子どもたちを1人でも多く救うために、頭痛治療家として、1人の大人として楽しく胸を張って生きている姿を見せながら寄り添っていきたいです。

症例報告 12

治療とともに無表情だった子が親しく話すようになりました

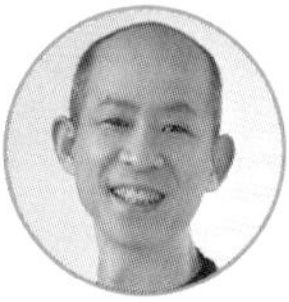

大阪頭痛センター
生田整体院
(大阪市浪速区)
生田仁史

●頭痛の経緯と症状

中学3年生のみうちゃん(仮名)という女の子の症例です。みうちゃんは小学生のときから頭痛がありました。学校を休むほどの頭痛ではありませんでしたが、中学2年生になって痛みが強くなって、学校を休まなくてはならないほどの頭痛になっていました。しかも、頭痛の続く期間が次第に長くなってきて、1週間以上学校を休んでしまうことが増え、2年生の3学期にはあまり登校できていませんでした。

病院で検査をしてお薬ももらいましたが、あまり良くなっていないようで、受験で勉強しないといけないのに、頭痛で勉強どころか学校も塾も休んでしまいがちでした。

●日だまりショットを受けて……

初診当日、母親と一緒に来院されました。比較的身長が高くて、おとなしめの女子中学生で、あまり笑顔がなくて無表情な子の印象でした。治療院の玄関を上がるときに、自分とお母さんの靴をきちんと玄関の端に手で揃えてくれました。

最初、みうちゃんはあまり喋ってくれませんでしたが、問診をしている中で、頭痛の位置や痛みの種類を教えてくれるうちに、みうちゃんの言葉数が少しずつ増えてきました。そこで、頭痛以外の話もしてみようと、みうちゃんの好きなことや〝推し〟を聞いてみました。すると、「キンプリ」が大好きだとわかりました。

施術を始めるとすぐに猫背だとわかりました。首から肩・背中の筋肉のこりがひどく、仰向けで首のカーブと硬さを診ると、首に負担のかかるストレートネックで、しなりをなくしている感じでした。そして、頭を左に回してもらい、首の検査をすると、頚椎の2番が左にズレていました。後頭部と首の隙間がなく「かなり血流が悪くなっている」と想像できました。

そこから日だまりショットの治療の日々が始まりました。その中でみうちゃんはたくさん話してくれました。

「行きたい公立高校があるんです。でも、今の成績ではちょっと難しいかも……」

「この高校に行ってみたいと思ったら、少し勉強する気が湧いてきました。だって、制服がカワイイんです！」

「数学がめっちゃ苦手なんで、塾に通っています。みんなより早めに行って問題集をやったりしているんですけど……。かなり倍率が高いんで無理かも……」

3回の治療が終わった時点で、まだ劇的な症状改善の変化はなかったものの、治療の間隔を詰めながら通院してもらいました。

それでも中間テストの日にはひどい頭痛で欠席してしまうなど、頭痛の歴史もあって、なかなか改善できずに一進一退を繰り返しました。

そしてある日、治療を終えたみうちゃんの動きがあまりにスローで虚ろな感じだったので、「どうしたん？　頭、痛いん……？」と聞いてみると、「この空間が……何か好きです」と答えてくれました。ＢＧＭはみうちゃんの大好きなキンプリのオルゴールでした。

治療を続けると、２週間以上頭痛がなく過ごせるようになり、行きたい高校に向けての勉強に集中しやすくなっていきました。そして、学校を休む日もほとんどなくなりました。

令和５年２月、併願で私立高校の「特進コース」の受験の当日、頭痛もなく体調も良く試験を受けることができました。そして、数日後に合否通知が届きました。結果は……、合格！　「やったぁ！」。

３月○日は、本命の〝カワイイ制服の公立高校〟の受験日です。みうちゃんの未来を心から応援しています。お大事に！

症例報告 13

長年の頭痛がなくなって、明るく前向きな人になりました

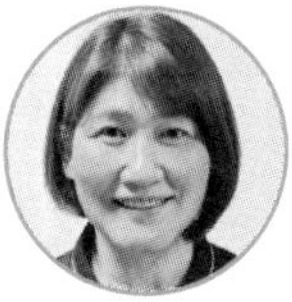

頭痛専門整体院 ののさま
（長野県松本市）
宮澤法子

●頭痛の経緯と症状

高校3年生のゆきちゃん（仮名）という女の子の症例です。ゆきちゃんは、小学1年生の頃からほぼ毎日偏頭痛がありました。初めは市販の痛み止めを飲んでいましたが、だんだん効かなくなり、悩んでいました。お母さんも、毎日薬を飲ませることに抵抗があり、病院にも行きましたが、さらに強い薬を出されてしまうだけで困っていました。

そんなつらい頭痛をだましながら、家族の支えもあって、高校に進学しました。高校へは電車通学でしたが、電車に乗ると気持ちが悪くなったり、人混みがとてもつらくなったりするようになりました。

病院は何件も回りましたが、そのたびに薬が強くなってしまい、このままじゃまずいな～と思っていました。あるお医者さんに「心の問題かも!?」と言われ、心療内科を紹介さ

れたこともありました。「うつ病ではない」と思っているのに薬がまた増えてしまい、出口が見えない不安な日々を送っていました。

ご両親もご本人も、どこの病院に行っても納得する説明がないので不安だったそうです。「どうして頭痛になるのか？」「本当にゆきちゃんの頭痛は治るのか？」と大変悩まれていました。

そんなとき、お母さんが前著『頭痛がない！』を見つけ、ぜひ「日だまりショット」を受けさせたいと思われたそうです。当時は近くに整体院がなくあきらめていらっしゃいましたが、あるとき、長野県松本市に開業した「日だまりショット」店が新聞に掲載されているのを見つけられ、予約をされました。

●日だまりショットを受けて……

初来院は2022年4月23日でした。ゆきちゃんは高校3年生に進級したばかりで、お母さんと一緒に来られました。

体を横から診察すると、頭の位置が前に傾いていました。ゆきちゃんは小柄な女の子で、首もすらっと細く長いのですが、ベッドに横になってもらって首に手を当てると、ずっしりと重くカチカチになっていました。

頚椎2番のこりと後頭部がとにかく硬い状態でした。瞬時に後頭部の詰まりを取っていくうちに、「この頭痛は治る！」と思いました。

施術後、頭痛の原因を説明しました。「私の娘も小2から頭痛があり、東京の有名な頭痛外来の先生のところに通っていた」と伝えました。娘もゆきちゃんと同じように強い薬を飲んでいましたが、やはり薬の量が増えていくばかりで根本的には治らず、次第に飲みすぎて薬のアレルギーが出るようになってしまいました。

私の娘も、現在は私の日だまりショットで頭痛がなくなって、姿勢も良くなり、頭痛の不安がなくなって明るくなりました。

ゆきちゃんも私の娘ととてもよく似た状態でしたので、少しでも治る希望を持ってほしくて、我が娘のように一生懸命に寄り添いました。

治療を4回終えた頃、ゆきちゃんの頭痛はずいぶんと減って、治療効果を感じていました。それまで通学時にはお母さんが車で送っていたそうですが、初診から10日後には乗れなくなっていた電車にも乗れるようになったそうで、私にも「乗れました！」と嬉しそうに報告してくれました。

夜の眠りが浅かったため、睡眠薬も飲まれていましたが、ストレートネック用枕を使ったところ、次第にぐっすり眠れるようになり、睡眠薬は不要になったそうです。

ゆきちゃんは18歳になって車の免許も取りました。1人暮らしをしながら大学に行くことを決意し、受験も見事合格！　コロナ禍のリモート授業で完全な1人暮らしは来年からですが、1人で京都に行ったり、対面授業の期間は2週間の1人暮らしをして、大学生活を楽しめているそうです。頭痛がなくなって、明るく前向きな性格になりました。

お母さんからは、「こんなに人生が変わって、神様に会ったみたい」ともったいないほどのお礼の言葉をいただきました。患者さんの悩みが多いほど責任は大きいですが、この嬉しい瞬間のために力が湧いてきます。

症例報告 14

頭痛から解放されて、修学旅行にも行けたようです

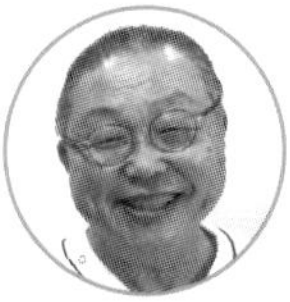

kai頭痛専門ステーション（岡山県瀬戸内市）
近藤道哉

●頭痛の経緯と症状

中学2年生の恭一くんという男の子の症例です。2021年9月6日、恭一くんは「頭が痛い」と言って布団から起きてこなかったそうです。お母さんは「今日は休まそう」と、そのときは気軽な感じでした。ところが、次の日も、その次の日も……、布団から出られない毎日が始まりました。体がだるくて思うように動くことができずに、布団の中でひたすら頭痛に耐える毎日が続きました。

中学2年生の2学期、「俺はサッカーも勉強も頑張る」と言っていた矢先に、頭痛が出てどうにもならなくなってしまいました。

あれだけ元気だった子が、急に頭が痛いと言ってくるのですから、最初は「何があったんだろう?」と思いつつ、メンタルだと考えていたそうです。

その後、恭一くんとお母さんはいろいろと喧嘩もしました。「何か嫌なことがあったのなら言ってごらん」と聞くと、恭一くんは「頭が痛いんじゃー。なぜわかってくれん。俺は学校へ行きたいのに行けんのんじゃー」と叫びました。そのときは、まったく理由がわからず途方に暮れていました。

1週間ほどして、何とか動けるようになったので、かかりつけの小児科に行きました。先生からは「成長期でもあり、思春期の難しい年頃ですから、自宅で様子を見てください」と言われて、漢方薬をもらって帰りました。

お母さんは看護師をしている経験から、頭に異常があったらいけないので、脳神経外科を受診してMRIを撮ってもらいました。しかし、問題なしでした。他の病院にもいろいろと行って、血液検査をはじめ脳髄液検査を受けましたが、異常なしでした。

最終的に、起立性調節障害、頭痛は偏頭痛と緊張型頭痛ありと診断されたのです。薬以外に治療法としては何もないので、手の打ちようがなくなってしまいました。ついには恭一くんも「もう病院に行くの疲れた」と言いました。

●日だまりショットを受けて……

そんな葛藤の日々の中、インターネットでどこか良い治療法はないかと調べました。頭痛セラピー「日だまりショット」という手で頭痛を治すという不思議な治療法を見つけました。先生も良さそうで、「ここが良いかな！」と直感的に思ったそうです。

初回の検査で恭一くんの肩まわりに触れると、肩甲骨まわり、特に右側の肩甲骨と背骨の間のところは痛みを堪えきれず、「痛———い！」と訴えました。さらには、頚椎2番が右にズレていました。

「日だまりショット」のソフトなタッチに驚くと同時に、「えー、これで頭痛が治るの!?」とお母さんは思いましたが、恭一くんは「治療を受けたい」と言いました。

治療6回目で、朝起きたときのひどい後頭下部の頭痛がすぐおさまるようになり、痛みの度合いも10から5へと格段に減少しました。

そして、10時まで寝ていた恭一くんが朝8時に起床できる日が多くなりました。朝食も昼食も食べるようになり、雪の日でもまったく頭痛がない状態になりました。その後も頭痛のない日が多くなり、体もずいぶん楽になって落ち着いてきました。

6月には中学生活最後の2泊3日の長崎への修学旅行にも参加できました。なんと旅行中も頭痛なしで過ごせたようで、「ハウステンボス・バーチャルバンジー楽しかった」と、家族のお土産とともに治療をしてくれた私へのお土産も買ってきてくれました。

夏休みには、とても積極的に変わって、自分の行きたい進路を決めて、塾の夏期講習に参加しながら、大好きなサッカーにも行けるようになって、試合にも出場できるようになりました。

お母さんはこう語ります。

「あれほど頭痛と起立性調節障害で苦しんでいた心と体の悩みが、中学校生活の終わりとともに消えてなくなり、今は本来の恭一に戻ってくれて本当に良かったです。もうすぐ新たな高校生活が始まります。毎日元気に通って、高校生活を楽しんでほしいです」

子どもの頭痛患者さんが増えてきています。頭痛とともに起立性調節障害を抱えている子どもたちがほとんどです。子どもさんに頭痛が出る環境はさまざまですが、子どもさんに頭痛が出てしまったら、家族全員が力を合わせて、温かくその子を信じて見守ってあげることが、頭痛や起立性調節障害から抜け出せる近道のように感じます。

第 6 章

頭痛と向き合う!
真心の輪を広げる「頭痛セラピー協会」

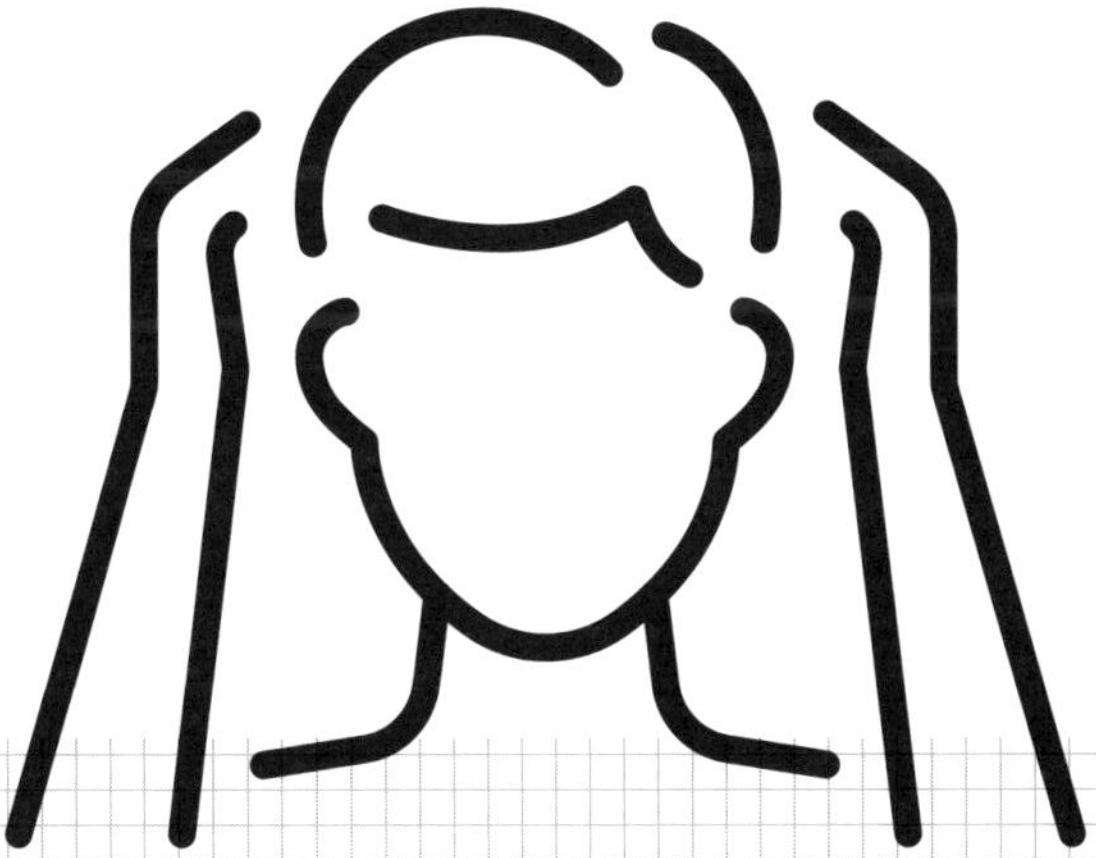

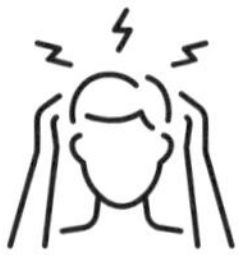

お母さんの手で我が子の頭痛を治す

ここまで紹介してきました頭痛セラピー「日だまりショット」ですが、「本当かな？」「そんな簡単に息子の頭痛は取れないでしょ？」「エビデンスはあるの？」という質問を抱いた方もいらっしゃると思います。

病院でもないので、実際に皆さん、半信半疑でやってこられます。それこそ冒頭のまゆこちゃんのように「効くわけないじゃん！」という態度で来られる方も多いです。

しかし、これだけの症例がある通り、たくさんのお子さんの頭痛が治って、みんな笑顔になっています。

この本に載っている裏表紙の子どもの写真は、全部本物です。全国で頭痛セラピー「日だまりショット」をやっている先生がいて、子どもたちの頭痛を救っています。

皆さん、本当に苦しんでいます。お子さんだけじゃありません。お母さん、お父さんのほうも、どうしていいかわからなくて悩んでいます。

だからこそ、この本を書きました。1人でも多くの親御さんに知ってもらいたくて、手紙だと思って書いています。

頭痛セラピー「日だまりショット」は、北海道から沖縄まで全国に広がっていて、みんな頭痛を手で治しています。ここまでの症例にあった通り、とても真心のあるセラピストばかりです。

もともと頭痛があった人も多いですし、我が子が頭痛で苦しんでいたお母さんがセラピストになったケースもたくさんあります。

頭痛セラピー協会としては、「お母さんの手で我が子の頭痛を治す」を旗印に活動しています。もし、あなたの大切な息子さん、娘さんが頭痛で悩んでいるなら、一度、扉を叩いてみてください。

どの治療院も優しい人ばかりなので安心してください。巻末に全国で子どもの頭痛を治す治療院を紹介しています。

ではここで、お母さんが我が子を治した症例を紹介します。今回の出版に合わせて、本人に頼んで書いてもらいました。

この本を読んでいる方は、誰もが藁をも掴む思いだと思います。必ず脱出できる道があることを伝えたいです。

実践手記

私の手で息子の頭痛が治りました！

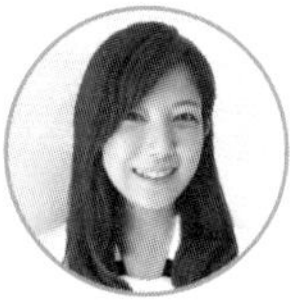

頭痛整体 Special wish
（福岡県久留米市）
檜枝真知子

福岡県久留米市で頭痛セラピストとして開業しております、檜枝真知子です。このたび、日比先生が子ども頭痛の本を出版されるにあたって、我が子の頭痛の体験談をお話する機会をいただいて、大変光栄に思っております。

同じような思いをされている方の心に少しでも届いて、このような治療法で親子ともに人生大逆転することがあるということを知っていただけたら嬉しいです。

●どんどん悪化する息子の頭痛

ある日、中学生の次男がひどい頭痛で学校へ行けなくなりました。

私はお寺に嫁いで20年以上経ちます。先代の介護や看取りもあったりして、大変な寺の嫁業をしていました。そして、4人の息子の子育てにも奮闘していました。

次男は中学2年生だったのですが、先代が亡くなった1年後くらいに、ひどい頭痛で学校に行くことができなくなってしまいました。

朝、普通に息子を学校に送り出したのに、帰宅後にとても顔色が悪く、様子がおかしいのです。こめかみがズキズキすると言って横になる息子に対し、疲れが出たのかなと思っていました。

少し休んだら治るかなと思っていたのですが、翌日は頭全体に痛みが広がり、起きることすらできないのです。こんな頭痛が最初は週1回、そのうち週2～3回になり、それから頭痛が起きる頻度が徐々に増えていきました。

さすがに、朝から起きることができない頭痛に悩まされ、学校に行けない日が増えてきたので、心配になって病院を受診しました。

しかし、その当時はどこの病院に行こうが、「中学生でも子どもだから、強い薬は出せないよ」と言われてカロナールしか処方してもらえませんでした。

薬がなくなっても頭痛が治らないので、病院に何度も行きましたが、とりあえず「様子を見てください、様子を見てください」の一点張りでした。

母親として、子どもに強い薬をずっと飲ませるのも怖かったですし、成長期を薬の影響で妨げてはいけないなど、いろいろと思うことがありました。

あちこち病院を巡るうちに時間ばかりが経っていきました。本人の症状はどんどん悪化していき、毎朝頭痛がひどくて起きることができません。そんな生活が1か月ほど続いてしまったところで、ついに自律神経まで乱れてしまいました。

過敏性腸炎で下痢が止まらなくなり、頭痛と下痢で1日10時間近くトイレにこもっている日もありました。

そんな苦しんでいる姿を見たときに、「あっ、この子自殺するかも……」と母の直感として思ってしまいました。それくらい先行きが見えない闇の中にいる状況でした。

それが中学3年の受験生のときです。受験の年なのにほとんど学校に行けていません。自宅で調子がいい時間帯に受験勉強をしていました。

そんな次男の頭痛をまずは治したい、何とか楽にしてあげたいと思いました。過敏性腸炎の治療もお薬と生活のリズムを整えることしかなくて、それ以上何もできない。いろいろ調べていくうちに、西洋医学の限界を感じました。

東洋医学からアプローチしたほうが合うのではないかと思い、子どもに施術してもらえて、痛くなくて、自律神経にも効果的な治療法はないかなぁと探していたところ、「日だまりショット」に行き着きました。

まさに、ボキボキしない優しい施術で、自律神経にアプローチする感性の施術は、私が理想としていた方法でした。

私はすぐに大阪で開催される日だまりショットの体験会に申し込みました。実際にこの目で見て、本物かどうか施術を体感してみたかったからです。

●体験会で「日だまりショット」を習得することを即決

会場に着くと、たくさんの参加者がいて、こんなに悩んでいる人がいるのかとびっくりしました。私は、「何が何でも息子の頭痛を治したい！」という思いで、日だまりショットを開発した日比先生の真ん前に座りました。

じっと日比先生の目を見て、「この人、本物なのか?」と観察していました。体験で直接施術を受けることができて、効果をその場で感じることができました。

結果、「やっぱり、これだ!」という想いで帰宅の途につきました。私は、確信しかなかったです。体験会の講義の中で、日比先生が「頭痛は自律神経のバランスが崩れることから起こります。そして、その自律神経を調整するのが日だまりショットです」という説明があり、納得がいきました。

日比先生は、会場を熱い空気にするエネルギーを持っていました。「私もやれる!」という自信がなぜかわいてきていました。

●毎日の実践から2か月で息子の頭痛が治った!

頭痛セラピー協会に入会してから、私は日だまりショットを猛特訓しました。日比先生の個人レッスンも受け、直接タッチなどを教えていただき、技術を向上させていきました。

そして入会したその日から、毎日息子の治療が始まりました。触るとストレートネックがひどく、後頭部がカチカチになっているのがわかり、日だまりショットの上達とともに、体が不具合を起こしているポイントもわかるようになってきました。そして、みるみるうちに良くなっていくのです。

まず、頭痛で眠れなかった息子がしっかり眠れるようになったのです。そこから症状がどんどん良くなっていきました。そして、私が治療を始めて2か月目に、息子は大きな変化を迎えました。

寝起きからの頭痛によって午後2時~3時まで寝込んでいた息子が、朝6時半に「おはよう！」と起きることができるようになったのです。光も何もない真っ暗な部屋の中で、頭を動かしても吐きそうな真っ白な顔で寝ていた息子が、元気なピンク色の顔で自分の力で起きてきたのです。家族全員で感動して拍手しました。ものすごく嬉しかったです。家庭の団らんに明かりが灯りました。

「これはすごい！」。1年以上頭痛で悩んで、死にそうだった息子がたった2か月で起きられるようになった。それも普通のお母さんである私の手のひらで、息子の頭痛が治ったのです。

これがちょうど夏過ぎの出来事です。まだ下痢は続いていたのですが、日だまりショットは自律神経にアプローチしていくので、なんと受験の1週間前に下痢が止まりました。それから、高校3年生の今日まで頭痛が出てないです。信じられないくらい平和に健康に過ごせています。本当にありがたいです。

●子どもの頭痛に悩むお母さんを救いたい！

お寺自体が祈願をする真言宗という宗派になるのですが、お寺の嫁の立場としても、人の苦しみに寄り添わせていただき、亡くなった家族、病気の家族とかに向き合ってきた苦悩が頭痛に現れることを私は常々感じてきました。

自律神経が乱れて、うつ病になった人もいっぱい見てきました。心の問題が体に出てしまっている方々を本当に目の当たりにしてきました。

しかし、お話を聞くことと祈願すること以外は何もする術がなく悩んでいました。心に寄り添っても本当に何もできない。祈願や供養はできますが、お寺としては心に寄り添うのが限界で祈るばかりでした。

そこで私は、お寺の中で頭痛専門の治療院を開業することを決意しました。開業すると、たくさんの頭痛の人がやってきました。

家族と死に別れ、それから頭痛を発症した奥さんや、仕事の過労から頭痛が起こり、会社を休んでしまっている真面目なサラリーマンの方、子育てをしないといけないのに、頭痛で寝込んでしまっているお母さんなど、たくさんの頭痛の人がいることに驚かされました。そして、子どもの頭痛が多いことにびっくりしました。

あの日の私のように、頭痛の息子や娘を連れて、私の治療院にやってきます。そのたびに、私の闘いの日々を思い出します。この子たちも我が子のように元気で笑顔になってほしいと思って、日だまりショットで治療をしています。

今回、日比先生がこの本を出版されるにあたり、それこそあの日の私のように我が子の頭痛に悩んでいるお母さんの勇気になればと思い、今ペンを執っています。

お母さん、大丈夫です！　きっと明るい未来が待っています。あなたのお子さんの頭痛が1日も早く良くなることを心より願っています。

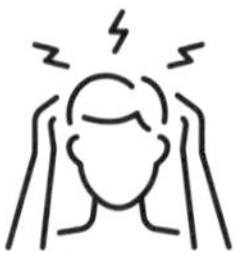

頭痛セラピー協会は親子を応援している

いかがだったでしょうか？　壮絶なストーリーですね。あなたのお子さんと重ね合わせて読んでいただいたと思います。

そうです。お子さんの頭痛には、原因があるのです。

思春期という大きな体の変化・心の成長がある期間、自律神経が変動します。その対応力が薬だけでは追いつかない場合もあります。

頭痛セラピー「日だまりショット」は、もっと深いところに横たわっている原因＝自律神経にタッチしていきます。

子どもの反応は純粋で正直です。檜枝先生親子のように、あなたのお子さんにも頭痛が治って笑顔の朝がやってくることを願っています。

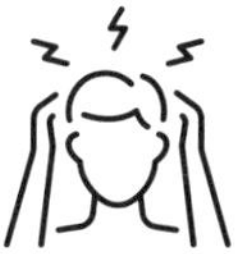

頭痛ボランティアの活動も広げていく

頭痛セラピー協会では、子ども頭痛のボランティア活動をしています。

２０２０年10月に子どもの頭痛が改善した本人と親、治療家の先生の3者による症例発表と治療体験会を開催しました。

コロナの影響で開催を延期していましたが、２０２４年より再開しました。ぜひ、体験会に参加して、子どもの頭痛の仕組みの講座と頭痛セラピー「日だまりショット」を体感してみてください。

開催は、頭痛セラピー協会の公式ホームページ、または巻末掲載の日だまりショットナビでお知らせします。

またインスタグラムにおいて、自分で頭痛を治す頭痛セルフケアを公開しております。こちらも巻末より登録いただき、お子さんの頭痛のためになる情報とセルフケアをお試しいただきたいと思っています。

おわりに　頭痛の子どもを抱えるお母さんへのメッセージ

「お母さん、頭が痛い！」

朝から我が子が頭が痛いと言う。

「またか～、何でこんなときに！」

「私だってパートで忙しいし、生活も苦しい」

「しょうがない、病院に連れていくか！」

と、今日もどこかの家でこの問答が聞こえてきます。

学校の先生に呼び出されて、

「おい、調子悪いのか？」

「はい、頭が痛くて……」

こうして保健室で寝ている彼女も、「私って変かな？」ととても孤独に感じます。

何か自分がサボっているような、本当はクラスのみんなに「痛くないんじゃないか？」「仮病じゃないか？」と思われているような……。親に連れられて、病院で検査して頭痛薬を飲んで寝ているが、一向に良くなる気配がない。もう4月から半年もこの状態で、学校の単位も気になっている。

「まわりの子にどんどん遅れをとって、うちの子はどうなっちゃうんだろう？」という不安が家庭の雰囲気を暗くしてしまう。

お母さんが「どうしようか？」と旦那さんに相談したら、

「お前がちゃんと見てないからこんなことになるんじゃないか？」

「あいつは、根性がないから逃げるくせがあるんだ。いつもゲームだけやって……」

と返され、せっかくの温かい家庭が冷え切ってしまったら、本当に悲しいですね。

誰も悪くないのにどうしてなのでしょう？　何とかしたいです。

まず、子どもは、本当に頭が痛いのです。外から見てもわからないですが、本当に痛いのです。そして、原因もちゃんとあるはずです。

本書では、子どもの頭痛の原因をなるべくわかりやすく説明してきました。「姿勢」「視神経」「自律神経」を中心に体を整えていくことによって、頭痛が改善していくことが本当に多いです。

そして、子どもの頭痛をたくさん見てきた中で、私が思うもう一つの大きなテーマがあります。それが、「愛」です。

人間は、誰しも生まれながらにしてひとりぼっちで寂しい動物です。寂しすぎたら死んでしまうほど弱い動物です。大人である私たちでさえ、泣きたい夜、落ち込む日々がありますす。繊細な子どもたちは、まさに大人への階段を昇っている最中です。「生きる」という孤独と戦っています。

お子さんは根性もあって、ずっとその頭痛の痛みに耐えています。すごいことです。この頭痛は、どこから来るのでしょう？　体がおかしいのでしょうか？

そんなことはないです。原因が必ずあります。寂しいのです。悔しいのです。頭痛の子どもの心の中は、愛を求めています。親の愛を求めています。きっとそうです。

私たちは、人間です。ロボットではありません。人間は、悩みます。進路に悩み、恋愛に悩み、自分のコンプレックスに悩み、友達との関係に悩み、先生の一言、親の態度に悩みます。傷つきやすい世代こそが、子ども頭痛の代表です。

子どもの頭痛は、少年少女の心の叫びをあらわしていると思うときがよくあります。昭和・平成の時代は、街に暴走族がブンブン走っていましたが、現代は「心の中に暴走族を抱えているんじゃないか?」と思います。「イヤだ!」と反抗する心が頭痛という形で出ているのかもしれません。

声にならない心の叫びなのでしょう。頚椎2番が反応して頭痛が出るのです。自律神経が全身に伝わって、体中の細胞を緊張状態にします。その結果として、頭が痛くなってくるのです。

お母さんも、頭痛で沈む子どもの顔を見てきて、出口がなくてつらかったですね。本当によく耐えてこられました。

今こそお母さんの手のひらで治してあげてほしいと思います。本書に載っているやり方で、そっと手を当てるのです。そこには、お母さんの愛が流れています。「愛」というエネルギーが子どもに伝わります。

「愛」という力によって、親子は結ばれています。この子のために生きようとか、この子を喜ばせてあげようとか、この子を守ってあげたいという内なるエネルギーこそが、愛です。子どもは、親の愛を求めています。

ある朝、子どもを起こすと、「頭が痛い」と言います。「学校はどうするの?」と親が聞くと、「頭が割れるほど痛いから行けない」と訴えます。仕事に行かなきゃいけない親の後ろ髪を引くように、子どもは叫ぶのです。

受験、進学、就職など、思春期という生きる上で大きくもがく期間を超えて、立派な大人になっていくために、体も心も成長していきます。

姿勢が問題かもしれない。精神的なことかもしれない。いろんな壁がやってきます。この先を歩む将来への不安、社会の暗い雰囲気、親の心配そうな顔……。そんなものに敏感に子どもたちは反応します。

今こそ大人は、かっこいい背中を見せる存在、強く優しい家庭の太陽でいたいですね!その大きな愛が、子どもが育つ養分としてしっかり彼らの心と体に染みていきます。目に見えないことですが、きっとお父さん、お母さんが子どものことで苦しんだ分、子どもへの愛は伝わっていますよ。大丈夫です!

ぜひ頭痛を通して見える子どもの本当の未来を考えていきましょう。本書が、お子さんの頭痛の解決の糸口になっていたら最高の喜びです。

皆さんのお子さんの頭痛が治って、ハツラツとした笑顔の毎日になることを心より願っています！

頭痛治療家　日比大介

日だまりショット全国サイト

頭痛セラピー協会では、全国で頭痛セラピー「日だまりショット」が受けられるように全国サイト「日だまりショットナビ」を公開しています。現在、北海道から沖縄まで100名以上の協会メンバーの頭痛治療院が開業しています。
「この本を読んでお子さんの頭痛を治したい」「一度、我が子の頭痛に合うのか、どんな手技かを確かめてみたい」、そして「子どもの頭痛を私が治したい」という読者の方がいらっしゃいましたら、ぜひ「日だまりショットナビ」をご覧ください。最寄りの日だまりショットの店舗でお子さんの頭痛が改善し、笑顔いっぱいの青春を迎えられることを心より願っています。また頭痛に関する情報や自分でできる体操などもこちらで紹介しています。

日だまりショットナビ
https://hidamari-shot.net/

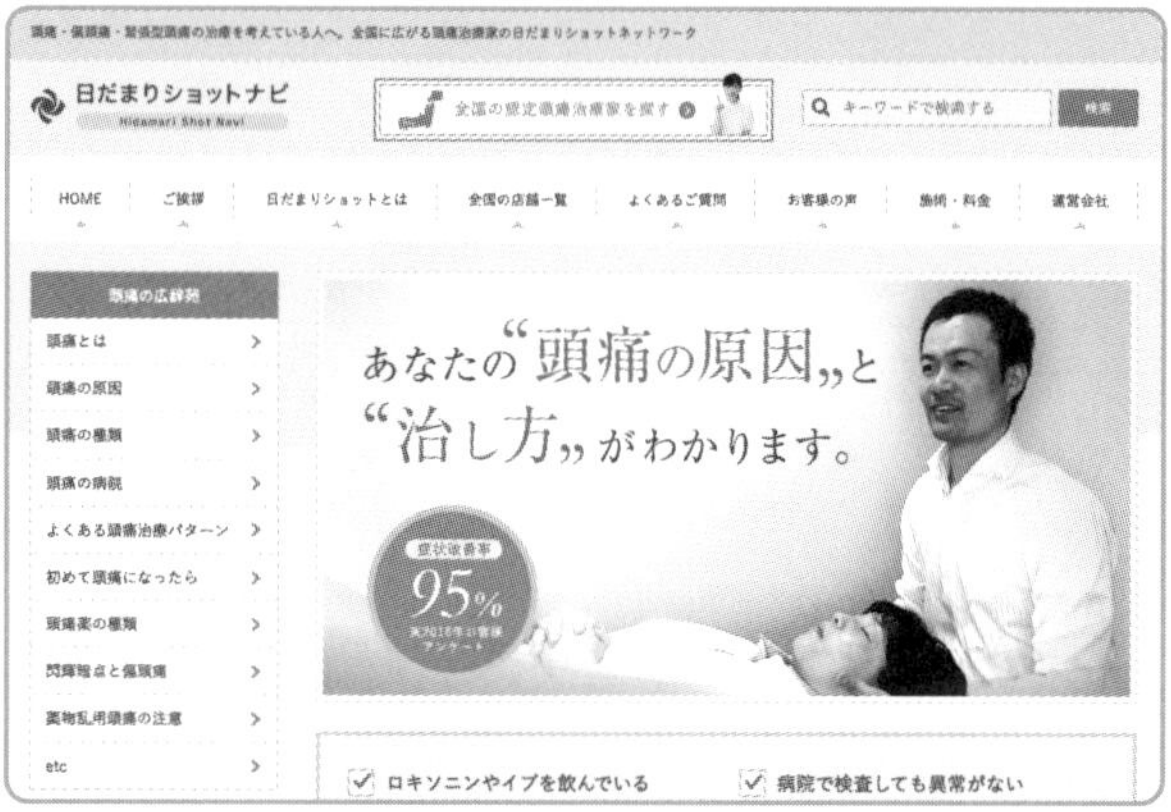

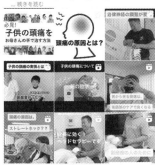

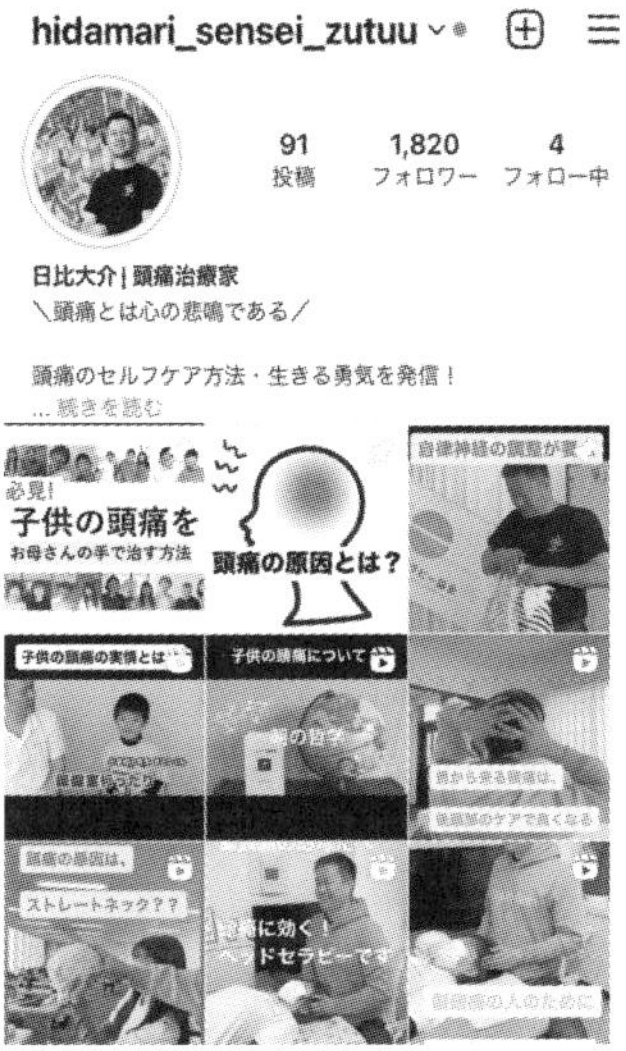

頭痛専門の情報インスタグラム

日比大介のインスタグラムでは、頭痛改善法の紹介やインスタライブでの頭痛相談室の開催などを行っています。ぜひ、このQRコードで登録して、セルフケアを実践してみてください。

@HIDAMARI_SENSEI_ZUTUU

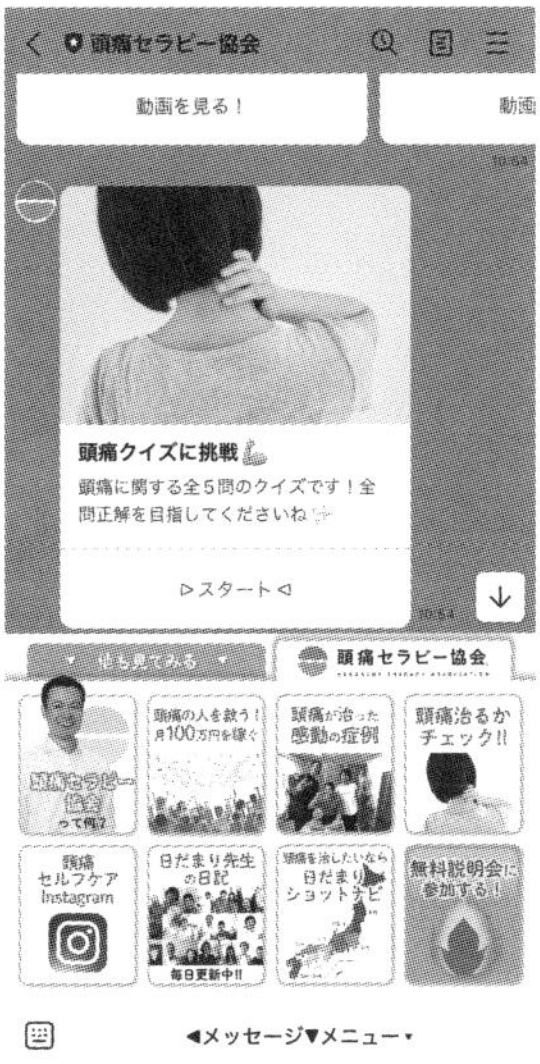

頭痛セラピスト育成のLINEメルマガ

頭痛セラピー協会では、お母さんが子どもの頭痛を改善する仕事を広めていて、たくさんの主婦が頭痛セラピストになって活躍しています。温かい母の手で一緒に子どもたちの笑顔をつくっていきましょう。真心の手のひらを持つあなたの登場をお待ちしております。このQRコードでLINEメルマガに無料で登録してください。体験会などをお知らせいたします。

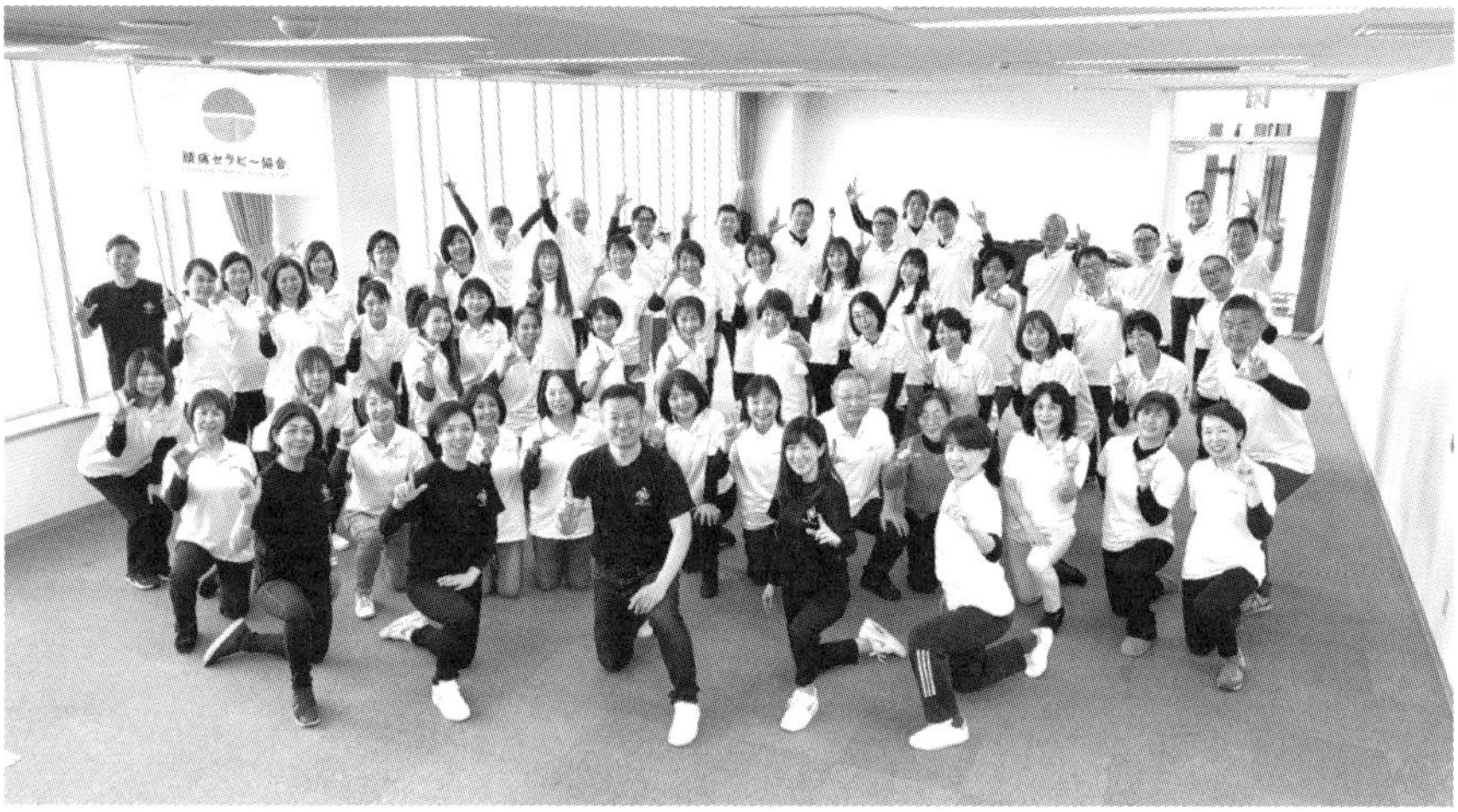

活気みなぎる頭痛セラピー協会のメンバーたち

子《こ》どもの頭痛《ずつう》がない！

2024年 5月1日　初版第1刷

著　者 ―――――――――― 日比大介《ひびだいすけ》
発行者 ―――――――――― 松島一樹
発行所 ―――――――――― 現代書林
〒162-0053　東京都新宿区原町3-61　桂ビル
TEL／代表　03(3205)8384
振替00140-7-42905
http://www.gendaishorin.co.jp/

ブックデザイン＋DTP ―――― 吉崎広明（ベルソグラフィック）
イラスト・図版 ―――――― にしだきょうこ（ベルソグラフィック）

印刷・製本　㈱シナノパブリッシングプレス
乱丁・落丁本はお取り替え致します。

定価はカバーに
表示してあります。

ISBN978-4-7745-1989-0 C0047

「日だまりショット」絶好調の第1弾！

全国書店にて絶賛発売中！

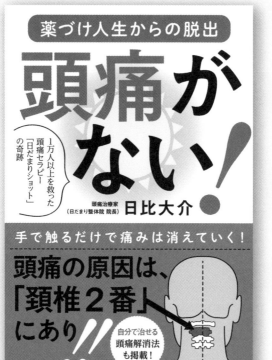

薬づけ人生からの脱出

頭痛がない！

頭痛治療家（日だまり整体院 院長） **日比大介** 著

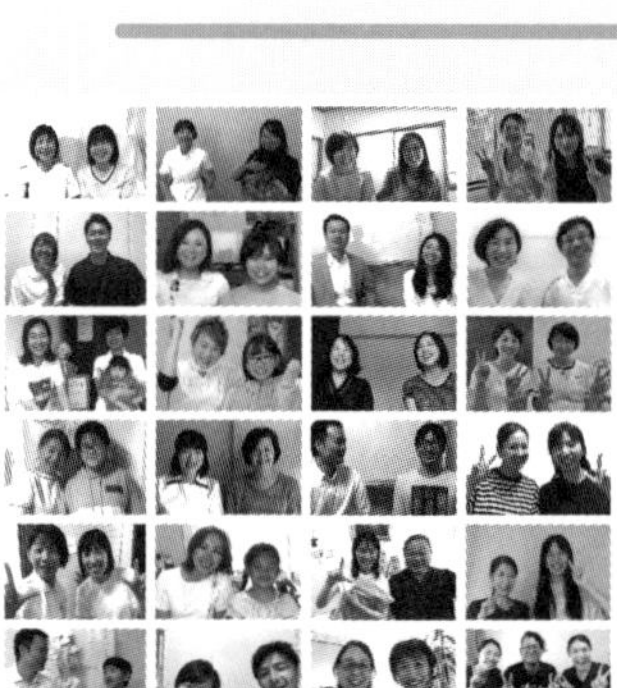

頭痛がなくなって、全国に笑顔の輪が広がっています！

A5判並製　176ページ
定価1,430円（本体1,300円＋税）　現代書林刊